完全實踐版

週一斷食

10週減15公斤、體脂降7%！
中斷肥胖飲食循環，打造易瘦體質的最強減重計畫

關口賢——著 蔡麗蓉——譯 Ryuji——料理監修

月曜断食ビジュアルBOOK

目錄

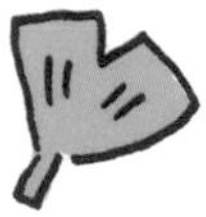

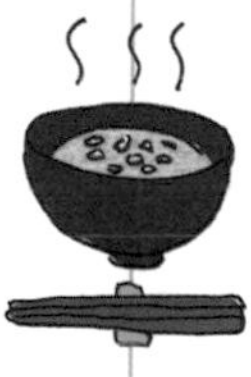

〔良食日食譜〕

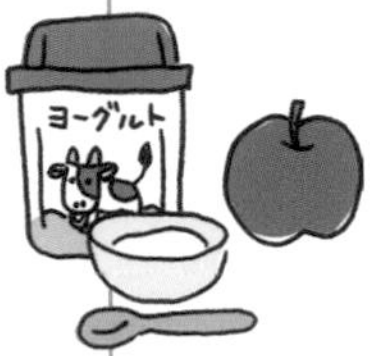

（美食食譜）

不減肌肉的能量餐

減醣甜點

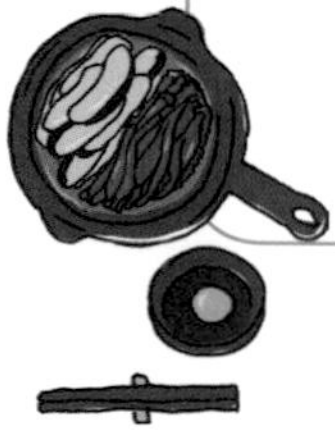

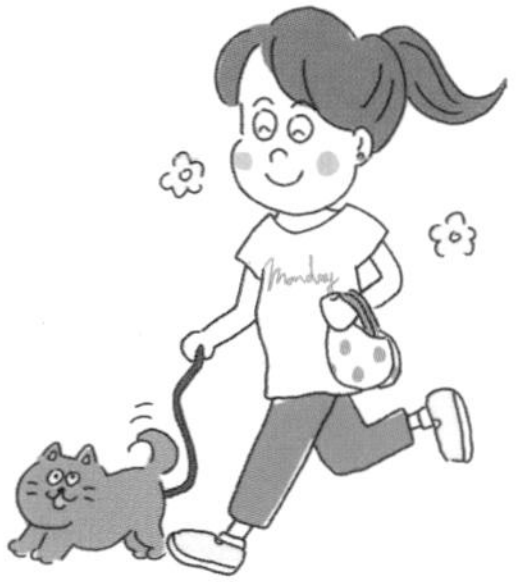

有這些煩惱的你，現在就開始週一斷食吧！

- ✓ 嘗試過各式各樣的減肥法，就是瘦不下來。
- ✓ 就算嘗試某種減肥法、體重減輕了，但馬上就復胖。
- ✓ 沒有多吃，但體重就是不斷增加，同時總是覺得很累。
- ✓ 身體總是感覺很沈重，提不起勁來……。

沒關係！「週一斷食」，
就是最強的「體質改善計畫」，
幫你速瘦內臟脂肪，
讓身體脫胎換骨，
打造易瘦、有精神、
不容易生病的體質！

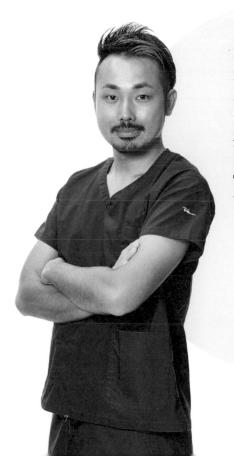

PROLOGUE

「吃太多」，讓你小毛病不斷！

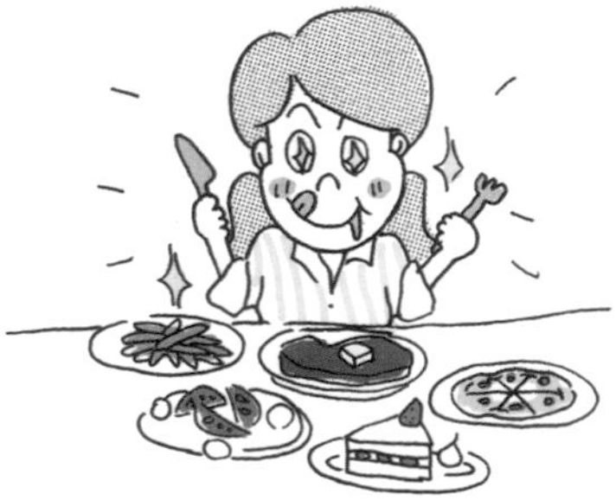

有很多現代人，都「吃太多」了。大部分的人都以為，大量攝取「營養」，有益健康，於是習慣每餐都吃到飽。

但是除了代謝症候群、高血脂症以及糖尿病之外，包含情緒焦躁及憂鬱傾向等精神面的問題，嚴重的肩膀僵硬及腰痛、過敏、生理不順，還有肌膚粗糙等等，各種身體上的小毛病和不適，這些症狀的原因，其實都與「吃太多」息息相關。

現代人習慣大量攝取高脂、高熱量的食物，使得腸胃天天飽受傷害。在腸道環境不佳的狀態下，又一再持續吃過多的話，除了會漸漸成為體內囤積大量內臟脂肪的肥胖體質之外，免疫力也會下降，形成引發各式疾病的導火線——這就是為什麼吃太多，是引發各種疾病的原因。

體型明顯肥胖的人，容易發覺自己吃太多了，但是體態普通、不過體脂率卻高到嚇人的「隱性肥胖」者，其實並不在少數。大家看看下一頁的檢測表，了解自己目前的食量有多大。

「斷食」，就是讓因過食而過度操勞的腸胃能夠喘口氣，讓身體找回原本的機能，調節身體狀況，屬於中醫自古流傳下來的養生法。

我在自己開設的針灸治療院內，長年來一直在指導大家如何斷食，並且配合現代人的生活環境，將這套斷食法調整成每一個人都能安全執行的「週一斷食」。我的上一本著作《週一斷食計畫》受到大家熱烈回響，本書的內容，讓大家執行起來更簡單、更容易親身感受到斷食的效果。

週一斷食法原本並不是用來減肥，而是為了調整身體狀況，以發揮原始的自癒力。沒想到卻收到許多令人感動的回覆，例如，有人說執行了之後不但瘦下來、變美了，而且長久以來的身體不適也消失了！

CHECK

你的腸胃過勞了嗎？

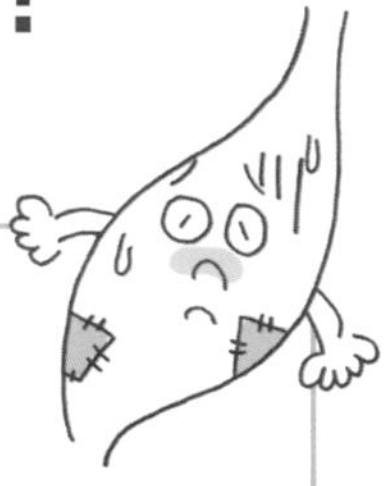

飲食生活——

□舌苔厚厚一層，白色或泛黃。
□每餐一定都要吃到飽。
□雖然不太餓，但是只要時間一到就會吃飯。
□每天晚餐習慣吃碳水化合物（白米、麵類、麵包……等等）。
□習慣在餐與餐之間吃零食。
□漢堡排套餐或是炸豬排定食，可以全部吃光光。
□常常在吃完晚餐後的 2 小時內就寢。

●飲食生活篇中，只要有 1 項打勾，代表長期都吃得太多、過食。有 2 項以上打勾的話，你的腸胃有很高的可能性已經過勞了。

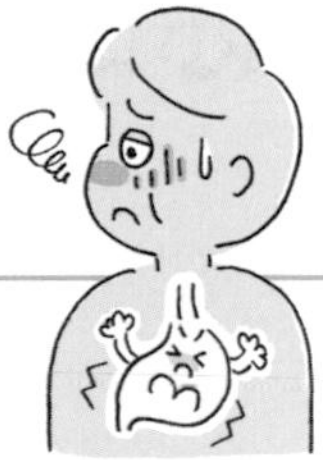

身體狀況——

□飲食習慣及生活模式不變，體重卻逐年增加。

□和前幾年比起來，比較容易感冒。

□漸漸很容易感到疲勞，或是睡再久還是覺得累。

□開始會感覺手腳及腹部冰冷，但是過去並不會這樣。

□午餐後會犯睏，或是午餐後的睏意比過去來得強烈。

□在這幾年間，曾經過敏（食物、呼吸道、皮膚……等等）發作。

□情緒上，感覺比以前更容易心浮氣躁。

●**身體狀況篇中**，只要有 1 項打勾，代表腸胃機能變差了。
有 2 項以上打勾的人，要特別注意！你現在的身體狀況，很容易生重病。

不只瘦下來，還有這些驚人的效果！

他們都更瘦、更美、更健康了！

來自各地的體驗者經驗分享

50 多歲，Mibo 女士，時間：5 個月　**體重－13kg／體脂率－5.5%**

更年期障礙改善，偏頭痛狀況大幅緩解。

我認為最大的變化，就是更年期障礙大幅改善了（發熱、頭痛、畏冷、暈眩……等等）！原本我就有偏頭痛的問題，不過開始週一斷食後，就幾乎不再頭痛。早就知道只要每週斷食一次，再加上寬鬆的限醣飲食，其他不必特別做些什麼，就能確實瘦下來。

30 多歲，Puku 小姐，時間：8 個月　**體重－13kg／體脂率－6%**

蕁麻疹、花粉症明顯改善，感受體質確實改變。

之前總覺得身體小毛病很多，現在居然全都好了！例如每天都會發作、卻找不出原因的蕁麻疹，在我開始執行週一斷食的第二個月後，就幾乎不曾再發作了。而且，我今年竟然沒有花粉症的困擾！執行週一斷食後，真的能親身體會到體質改善了。

30 多歲，Yutchi 小姐，時間：2 個半月　**體重－ 15kg ／體脂率－ 7.7%**

偏頭痛、膝蓋痛的問題解決，對自己充滿自信。

我這輩子一直是個胖子，現在終於出現了一道曙光！除了瘦下來之外，也不再有偏頭痛及膝蓋痛的問題了。瘦成一般體型後，我充滿了自信，開始能開懷暢笑。做什麼事都覺得很快樂，也能坦誠接受別人的讚美。最重要的是，我非常喜歡現在的自己。

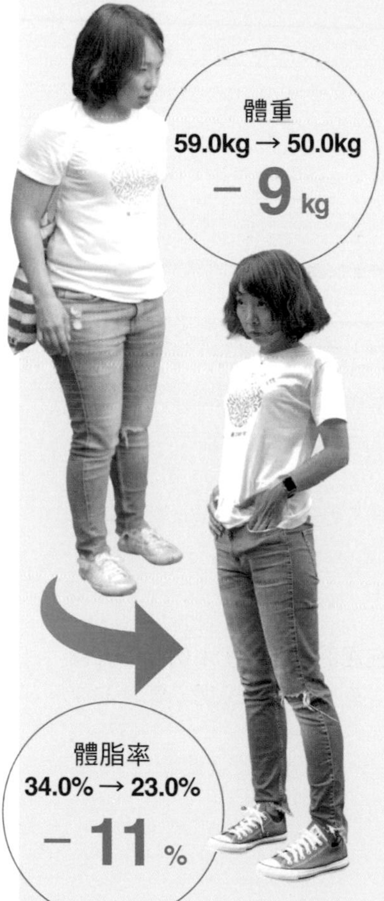
體重
59.0kg → 50.0kg
－9 kg
體脂率
34.0% → 23.0%
－11 %

42 歲，eri 女士，時間：4 個月

白天倦怠、愛睏的情形，以及長年水腫問題都解決了。

在開始週一斷食之前，我天天都要吃甜麵包、零食和咖啡，所以直到第二週的週一（斷食日），還是會因為暈眩而感到頭昏眼花，睏意和頭痛也十分嚴重。我在第一週內就減掉了 2kg，憑著這一點，我相信堅持下去，體重絕對會減輕。隨著體重往下掉的同時，白天也不會再感到倦怠及犯睏了。除此之外，困擾我數十年的嚴重水腫體質也獲得改善，讓我十分驚訝！過去只要久坐，指尖就會水腫到刺痛，在進行週一斷食之後，現在天天都覺得既輕鬆又無負擔！

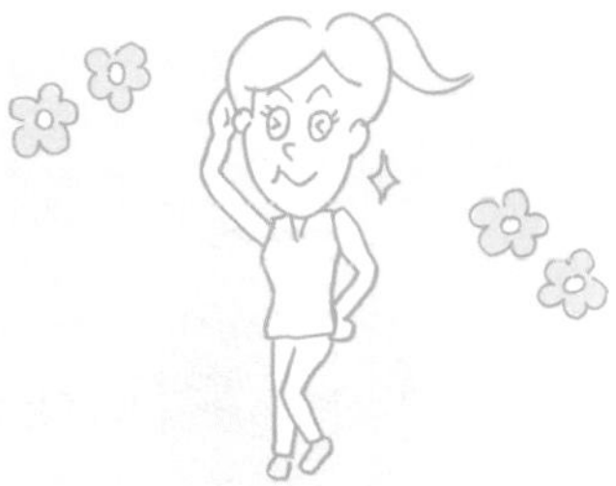

40 多歲，Lily 女士，時間：3 個月　**體重－13.7kg ／體脂率－5%**

改善偏頭痛和腸胃不適，牙齒健康狀況也變好了。

開始週一斷食後，肚子小一圈、腳踝也纖細了！下半身衣物的尺寸變小，偏頭痛與胃部不適的感覺不再出現，傍晚就會出現的疲勞感也大幅減輕。減少了不停吃吃喝喝的習慣，牙齒和口腔的健康狀況也改善了。週一斷食讓我在「飲食方式」這方面的觀念，起了很大的變化。

50 多歲，Sachan 女士，時間：3 個月　**體重－20.2kg ／體脂率－19.8%**

便祕、拉肚子的狀況改善，心情不受更年期影響，正向又積極。

我的腸胃狀況不好，不是便秘，就是拉肚子。但是自從開始執行週一斷食以來，居然不再拉肚子了，實在讓我感到訝異！而且，便秘情形也緩解不少。若是之前的身材，衣服就算穿到 13 號還是會覺得很緊繃，現在居然能套進 7 號的衣服了。我正好處於更年期，但在情緒方面卻不會再感到浮躁不安。對於各種事情都很感興趣，發覺自己變得十分正向積極。感覺身心同時脫胎換骨了！週一斷食真是我人生的一大轉捩點。

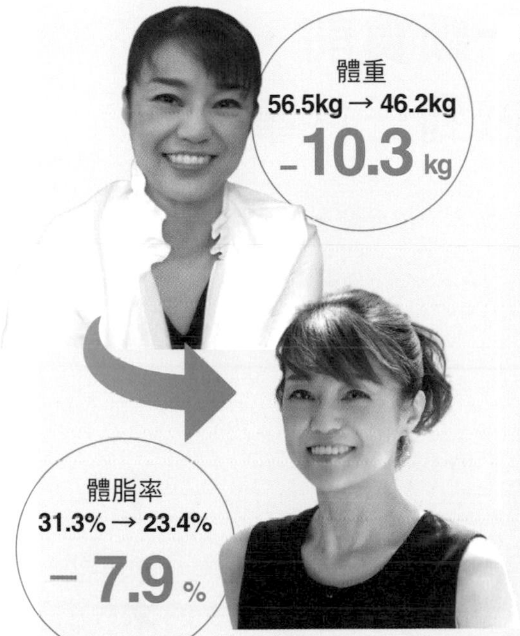

53 歲，元賀屋真理子女士，時間：4 個月

水腫消失、便祕和腰痛都明顯改善了！

我用放鬆的心態展開週一斷食，期待能「回到 40 幾歲的體重」，沒想到進一步回到了 30 幾歲、 20 幾歲的體重，甚至回到了國中時期的體重水準。水腫和便秘消失，還揮別了解決腰痛困擾的束腹。現在只要吃多了，就靠晚餐斷食來維持體重。就算體重稍微增加，沒多久又會降下來，一點壓力也沒有。

30 幾歲 · mi 小姐，時間：3 個月　**體重－ 15kg**

產後肥胖瘦身成功！異位性皮膚炎大幅改善

我苦於產後肥胖，不管怎麼減肥都瘦不下來，沒想到現在居然順利減重，實在是太感動了。除此之外，困擾我 15 年之久的異位性皮膚炎症狀，戲劇性地減輕，長在臉部最嚴重的異位性皮膚炎完全消失不見，肌膚變得光澤又透亮。早上起床也不會再有倦怠感，週一斷食真的是好處多多，實在好感謝。

開始週一斷食前，
一定要做到三件事

想要順利進行週一斷食、成功看到效果，

在開始之前，你一定要做到這三件事！

1 不可以用「忙碌」當作藉口

我的意思並不是說每一個瘦子都很閒（笑）。不管是需要出差的上班族、忙著養兒育女的媽媽，或是輪班工作時間很難安排的人，只要將週一斷食計畫靈活地融入日常生活中，一定能看出成果。「斷食似乎不輕鬆，等到有空再來進行……」，如果你總是像這樣，有一大堆藉口，週一斷食計畫肯定不會順利。

除了推說「很忙」之外，總是會幫自己找藉口的人，通常欠缺「自己的身體得靠自己改變」這種當事人意識，覺得事不關己，一開始就幫自己找好退路，告訴自己週一斷食計畫「不適合自己」——這種心理障礙，正是減肥大敵。

「我一定要改善平時身體不舒、小毛病不斷的情形」、「我希望身體健康，即便十年後、二十年後也不容易生病」，像這樣，動機愈是高昂的人，愈容易成功。

具體想像看看，在未來身心都健康又舒暢的模樣，別再找藉口了！現在就是你找回健康之旅的起步時間。

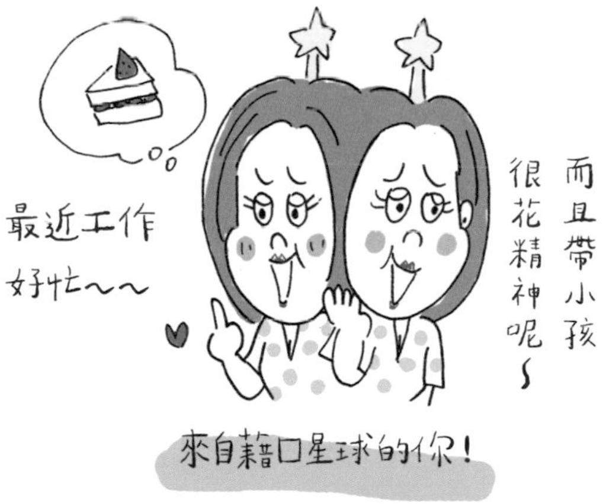
而且帶小孩很花精神呢～
最近工作好忙～～
來自藉口星球的你！

2 不要自創斷食規則

現在到處充斥著有關健康及減肥的資訊，當然，有許多資訊都相當實用，但是靠東拼西湊的知識，套用自以為是的解釋及規則，是無法順利減肥成功的。

很久以前，早在沒有X光線也沒有抗生素的時代，先人們日以繼夜努力鑽研「人如何

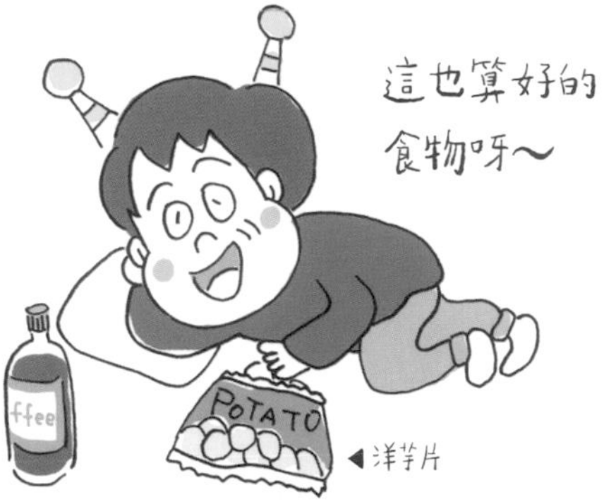

來自自以為是星球的你！

提高自癒力健康生活」時，斷食就已經是中醫養生法中最基礎的一環。此時若將自以為是的迷思套用進來，用牛頭不對馬嘴的方式進行養生的話，恐怕會讓好不容易開始轉動的健康順暢齒輪停頓下來。

例如，只能喝水的斷食日，卻大口暢飲蔬菜汁；或是在隔天最重要的回復餐，吃了一般的飲食……等等。我常常在網路上看到這種、用自創方式在進行週一斷食計畫的人，這真的非常危險。

建議大家，可以將過去看過的減重瘦身資訊做個整理，把別人成功的瘦身經驗當作參考，同時按部就班地投入「週一斷食計畫」，進行起來才會更加順利。

3 認同自己、肯定自我

過去試過好幾種減肥法，結果卻馬上復胖的人，會不會覺得「自己做什麼事都不會成功」呢？壓力愈大的人，幸福賀爾蒙的血清素愈是不足，特別容易負面思考。減肥失敗的人都有一項特徵，通常自我肯定感偏低。

投入週一斷食計畫的期間，相信有時也會出現無法面面俱到的日子。這時候請不要否定自我，認為自己「總是做不好」。

就算「今天一不小心又吃了炸物」，也要肯定自己「有喝足兩公升的水」。即便是在週一斷食的各階段不小心破戒，也要肯定自己做到了哪些環節，並給予自我肯定！這就是成功的秘訣。

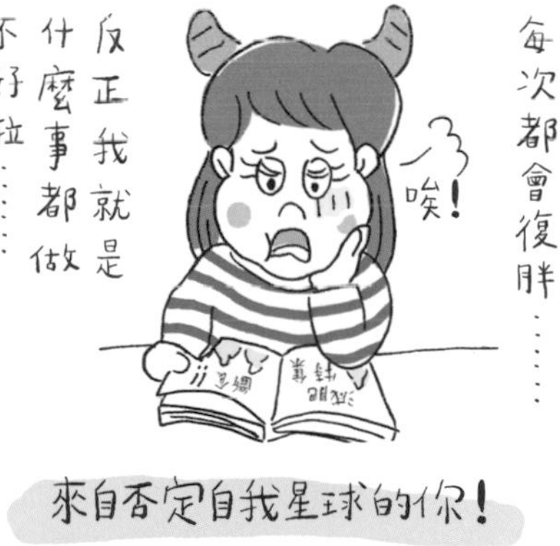
每次都會復胖……
唉!
反正我就是什麼事都做不好啦……
來自否定自我星球的你!

「週一斷食計畫」，其實是「改善飲食循環」

「週一斷食」，是從週一到週日、一個禮拜的時間中，必須以**「不食（斷食）↓好食↓美食」**的飲食循環方式度過，這種減肥法非常簡單。週一斷食、只喝水，度過一天，週二至週五，攝取以蔬菜為主的好食，週末再享用自己喜愛的美食。**重覆這樣為期一週的循環方式，將使你從「肥胖體質」逐步轉變成「易瘦體質」**。

在我任職的診所，為了從體質的根本開始改善健康，治療包含重度肥胖等導致身體不適的症狀，通常會實施三至五天的斷食計畫。但是斷食超過三天以上，一般人會十分難受，因此必須接受專家指導、再加上針灸，才能安全進行斷食。有些人不方便前來就診，於是我一直在找尋方法，讓無法前來診所就診的人，不但能夠自己安心的實行斷食，又能達到接近三日斷食的效果，最後，我研發出了週一斷食法。

以中醫概念為基礎的週一斷食，目的是為了使身體回到

「中庸狀態」。讓氣（身體的能量）、血（血液）、水（淋巴等體液）能通行無阻，達到三者調和的狀態，中醫便稱這種狀況為「中庸」。當其中一項不足或是過剩，就會導致身心不適。

尤其是體質肥胖的人，腸胃及大腦都會過度分泌出各種物質，因此有必要藉由斷食重新歸零。使身體回到適量且「知足」的平衡狀態，才能打造出「易瘦體質」的良好循環。

體質分成很多種，屬於內臟脂肪型肥胖的人，共有四種類型，接下來會一一為大家詳細說明。了解自己的體質，謹記日常生活的改善重點，才能進一步提升斷食的效果。

注意事項

無論性別、年齡，人人都能安全地執行週一斷食計畫，但是以下的狀況，請特別注意。

╳ 不可以進行的人：

- 懷孕中或哺乳中。請等到哺乳期結束、生理期恢復正常後，再來嘗試週一斷食。
- 發育期的孩子。至少在十幾歲這段期間，請不要進行週一斷食計畫。

◇ 有條件的進行：

- 原本體態就很纖細的人，極端缺乏體力的人，請參閱 QA 的說明。

△ 需要諮詢過醫師：

- 目前因疾病就診的人、正在服用藥物的人，事前請務必向主治醫師諮詢過後，再來進行週一斷食。

用週一斷食計畫，讓身體重新開機

肥胖體質的惡性循環

因為吃太多、導致腸胃過勞後，用來修復、回復身體的能量減少，脂肪變得不容易燃燒。「易胖體質」會陷入不斷囤積脂肪及老廢物質的惡性循環，造成各種身心不適的症狀。

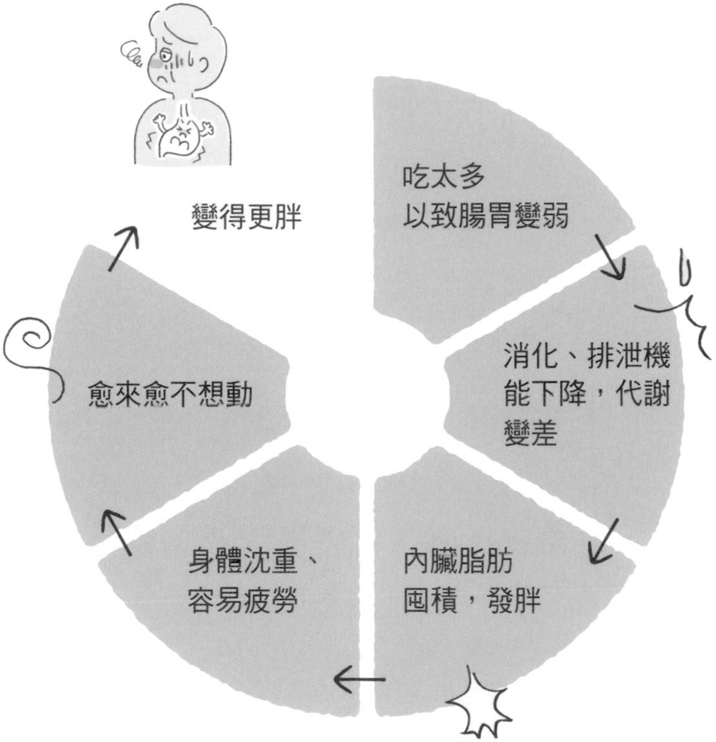

吃太多
以致腸胃變弱
消化、排泄機能下降，代謝變差
內臟脂肪囤積，發胖
身體沈重、容易疲勞
愈來愈不想動
變得更胖

易瘦體質的循環過程

讓腸胃休息，可用於修復、回復身體的能量增加之後，腸道環境也會變健康。因此免疫力與代謝會上升，啟動脂肪燃燒模式。體質得以改善，身體變得容易燃燒脂肪，所以不容易復胖。

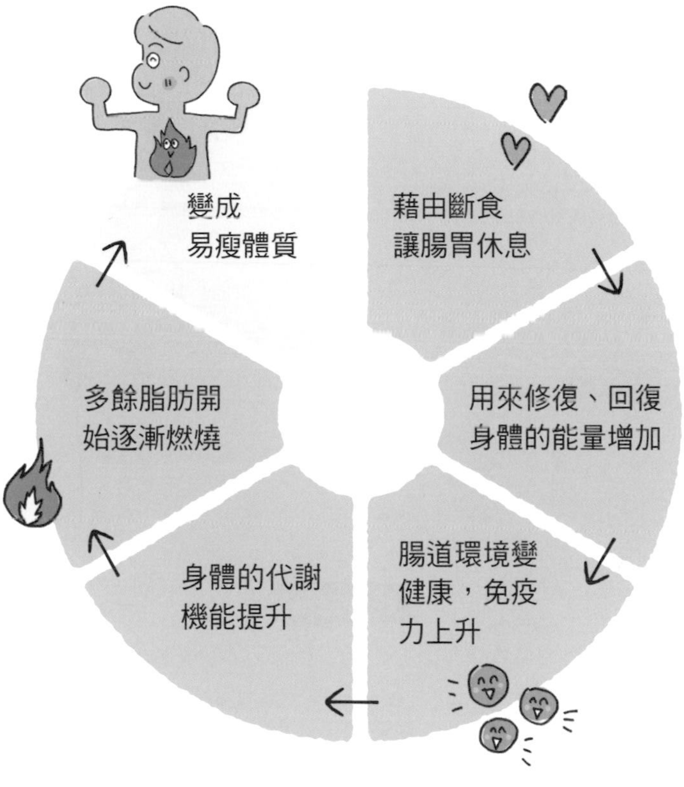

變成
易瘦體質
藉由斷食
讓腸胃休息
用來修復、回復
身體的能量增加
腸道環境變
健康，免疫
力上升
身體的代謝
機能提升
多餘脂肪開
始逐漸燃燒

分析四種肥胖體質，對症減重才有效！

【氣滯型】壓力過大、用吃發洩，全身肉肉的水腫體質。

因為壓力的關係，使得「氣」凝滯，心浮氣躁或是情緒低落時，會靠吃來解決的類型。目前只差一步就會變成胖子，開始減重的話體重會掉得比較快。

特徵

□心焦氣躁，情緒起伏大。
□臉紅通通的，但是手腳卻很冰冷。
□上廁所的頻率每天相差極大。
□月經周期容易不正常，胸部及下腹部在生理期前會感覺脹脹的。

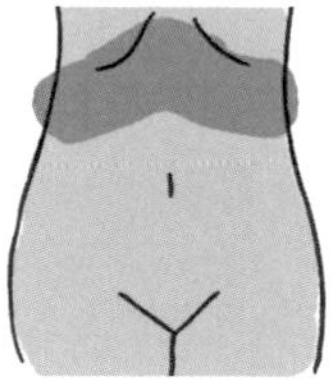

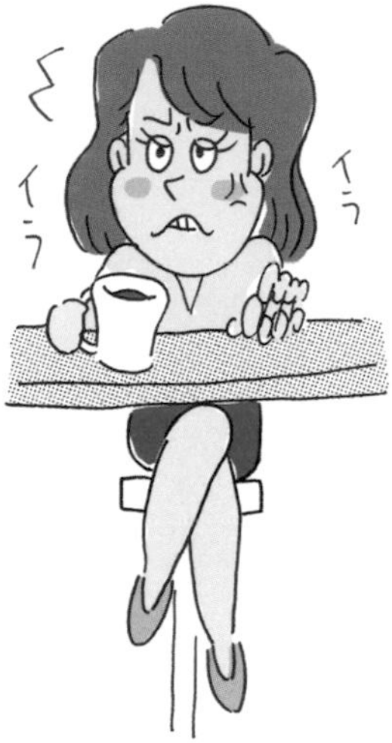

◀ **胸脅苦滿**
肋骨下方線條脹脹的，一壓就會痛。

改善對策

首要之務，就是消除壓力！情緒浮躁時，不妨深呼吸，或是利用香氛換個心情。一天的行程不要塞得太滿，並提醒自己早點就寢。飲食方面，建議吃些柑橘類等帶酸味的食物，或是辛香料調味的蔬菜。

【瘀血型】血液濃稠，內臟脂肪大量囤積，隱藏著肥胖危機。

看起來不像實際那麼重，靠穿著可以修飾的類型。血液循環不良，容易出現婦科疾病。體重減輕速度慢，需要花一段時間才瘦得下來。

｜特徵｜

□出現肌膚黯沈、斑點和黑眼圈。
□肩膀嚴重痠痛，有時還會併發頭痛及暈眩。
□腹部、下半身、手腳及腰部冰冷。
□生理痛很嚴重，經血中會出現血塊。

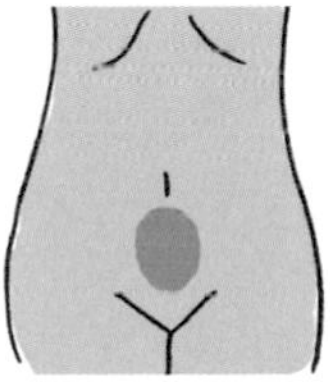

◀ **小腹急結**
小腹一壓就會痛。

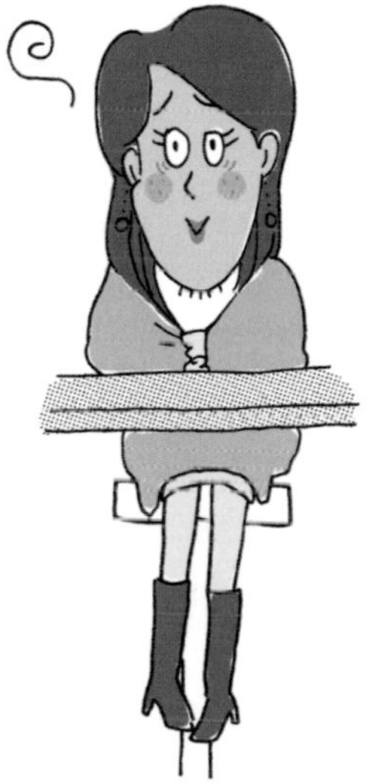

改善對策

最重要的就是「保暖工作」，建議要常健走或做熱瑜珈，可以的話，在早、晚泡二次全身浴；衣著上要注意，避免身體受寒。少吃些影響血流的油膩食物或甜食，以及使血液循環變差的咖啡，多喝常溫開水及溫開水。

【水滯型】沒吃什麼竟然也會變胖！？下半身肥胖的水腫體質。

下半身水腫特別嚴重，常感覺身體沉重，屬於「喝水也會胖」的類型。一開始改善水腫之後，體重就會往下掉，不過接下來需要一段時間才能改善體質。

特徵

☐體態看起來豐滿。
☐有手腳容易水腫的問題。
☐容易疲勞且體力差，時常感冒。
☐腸胃弱，時不時拉肚子。
☐口會渴，卻不會想喝水。

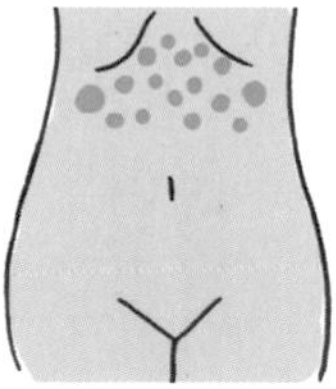

◀ 胃內停水
用手指敲打胃部周圍時，會發出咚咚咚的聲音。

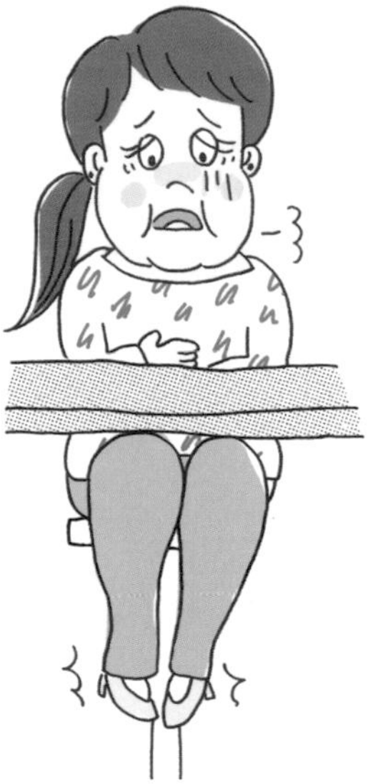

改善對策

為了怕水腫而減少攝取水分，會出現反效果。改善水腫的話，要增加體內的「熱」，強化排水機能，做些會流汗的健走或是肌力訓練，效果最好，也十分推薦這類型的人去三溫暖或岩盤浴。建議攝取能溫熱身體的湯品、可促進代謝的生薑、小黃瓜及豆類。

【濕熱型】吃太多、喝太多，無法控制食慾，一再復胖的結實體質。

食欲旺盛，又愛吃大分量食物，使得腸胃過勞、腸道環境一團亂。身體容易積熱，經常因為流汗導致肌膚粗糙。這類型的人，斷食效果會最早顯現。

| 特徵 |

☐愛吃甜食、油膩食物，吃東西很快。
☐怕熱且容易流汗，還會滿頭大汗。
☐容易冒痘痘及長粉刺。
☐大便或放屁時，味道很難聞。
☐不喜歡待在炎熱或濕氣重的地方。

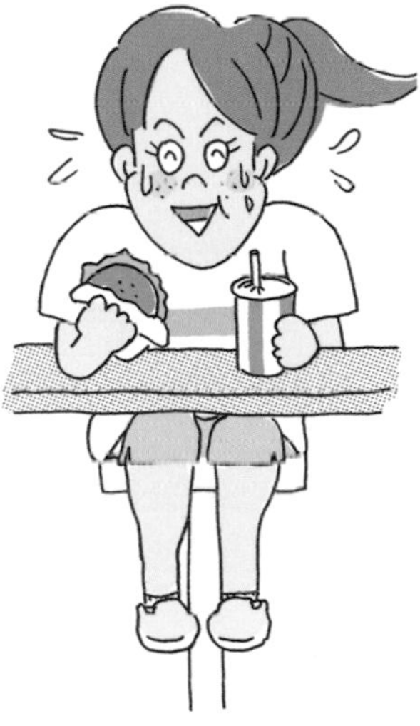

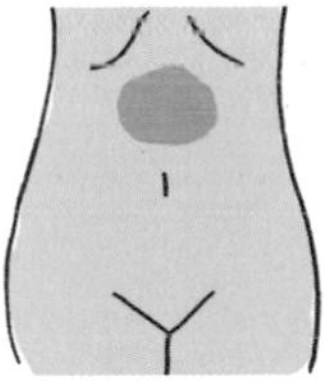

◀ **心下痞硬**
肚臍與心窩之間會出現腫脹及硬塊。

改善對策

重點在於改善體內的排水機能，建議做些能發汗的游泳或健走等有氧運動，避免會使身體積熱的熱瑜珈或是去三溫暖。應攝取白蘿蔔、蕃茄等，可促進排水作用的食材，減少食用高熱量食物和飲酒。

改善體質，「斷食」的效果最好！

讓腸胃重開機、讓身體能量有效運作，
就能提高代謝力、自癒力

POINT

斷食的功效

- 排空囤積在體內的食物毒素。
- 燃燒脂肪，使用酮體轉換成能量。
- 讓腸胃徹底休息後，代謝與免疫力自然上升。

為什麼要藉由斷食，讓腸胃一次淨空呢？大家可以將內臟想像成一間「工廠」，首先，食物得花三至五小時於胃部進行消化後，才會送到十二指腸。

但是在消化完畢之前，又再送進來新的食物的話，胃部便無法休息，而必須保持工作的狀態，這樣一來會使得消化能力逐漸變差，等到你發現時，胃部裡頭早已變成塞滿食物的庫存狀態。

一旦吃太多，
腸胃工廠的消化能力會變差，
身體變成「食物倉庫」，
無法有效吸收營養！

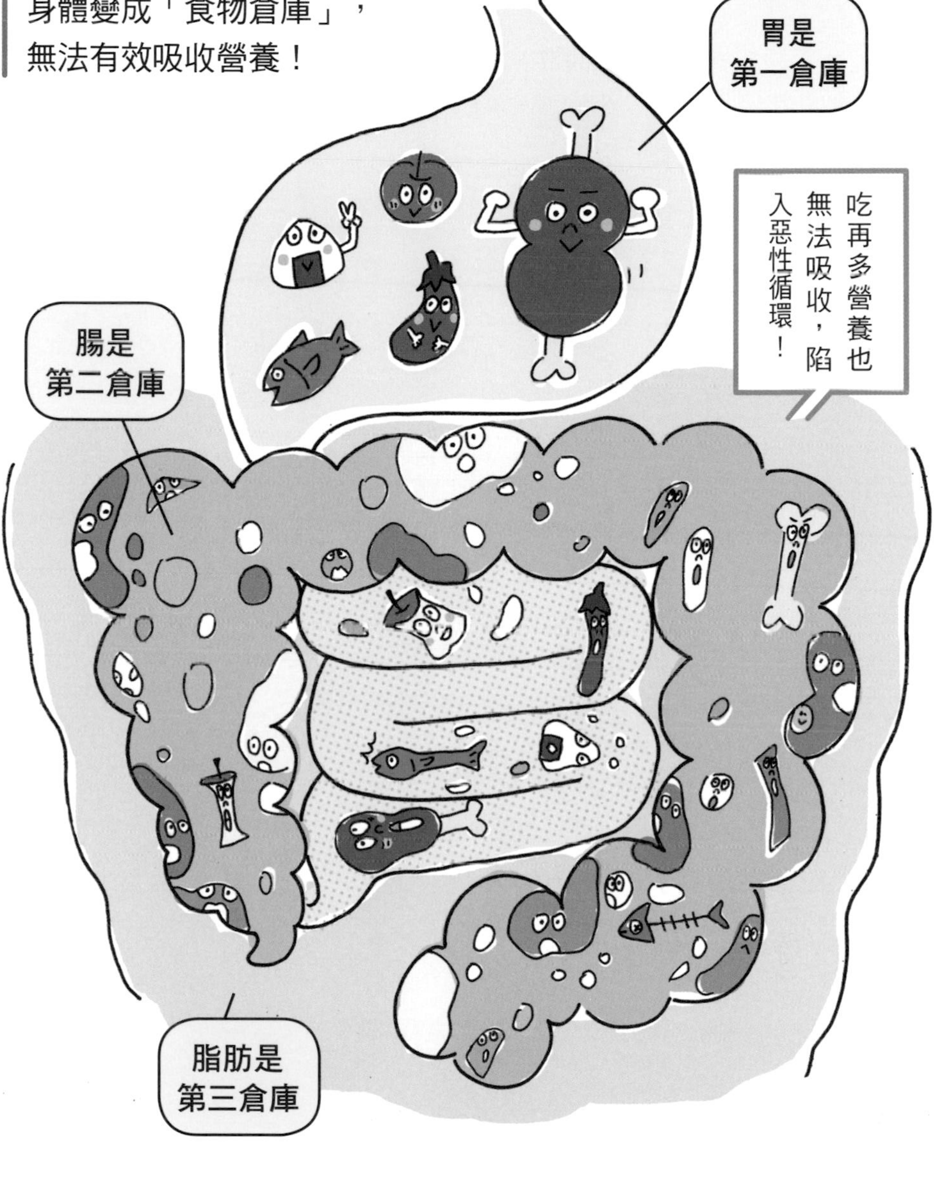
胃是
第一倉庫
吃再多營養也無法吸收，陷入惡性循環！
腸是
第二倉庫
脂肪是
第三倉庫

這時候，會出現第一個問題。胃部溫度比體溫稍高，為37℃左右，正如同將食物擺在大熱天底下會馬上腐敗一樣，滯留在胃部的食物也會開始腐敗。這時候所產生的毒素，將造成身體各式各樣的傷害。此外，當胃部還有食物，胃酸便會隨時不斷分泌出來，讓大腦想要繼續吃東西，而湧現食欲。

接下來，在胃部排空之前，又再吃進食物，當胃部無法儲存時，緊接著就會在消化不良的狀態下，連「第二倉庫」的腸道都塞滿食物。

腸道同樣會在無法充分吸收食物營養的狀態下，將這些食物轉變成脂肪，囤積於體內，整個消化過程就會變成這樣。這樣一來，無論攝取再多營養，終究無法徹底吸收。

長年維持這樣的飲食攝取習慣，身體囤積了大

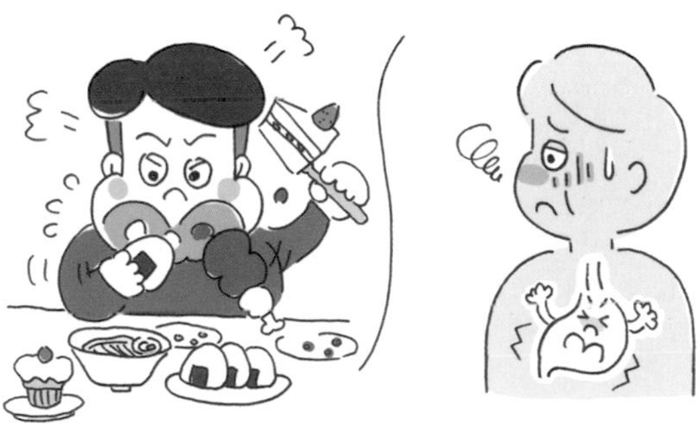

▲ 吃太多，腸胃無法負擔，形成惡性循環。

量內臟脂肪（尤其在步入中年以後），消化機能以及代謝便會變差，根本無法開始燃燒脂肪。因此需要用斷食的方式，給身體當頭棒喝，讓食物完全排空。一旦腸胃淨空了，身體就會轉換成「燃脂模式」。經過一整天的斷食，身體將儲存在肝臟等處的糖原（葡萄糖）使用殆盡後，就會燃燒脂肪，並且開始使用酮體（脂肪酸分解後的產物）作為能量。

藉由斷食，成為腸道壞菌的食物從體內消失後，腸道環境就會獲得改善。人體通常會將全身約四成的能量用於消化，若將這些能量用來回復、修復身體，代謝機能、免疫力自然會上升。

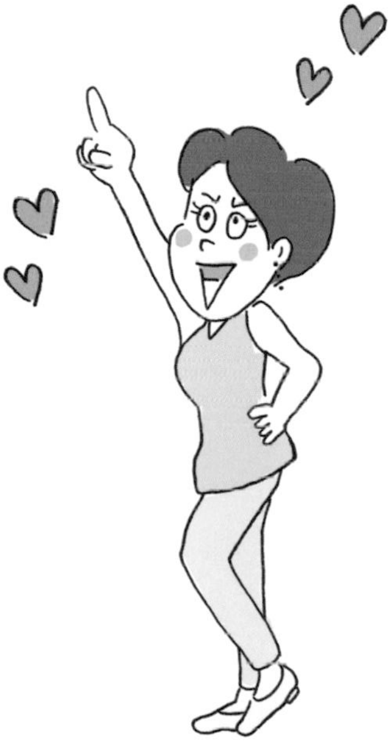

▲ 利用斷食，讓身體轉為燃脂模式，改變體質。

開始執行週一斷食吧！一週飲食的基本原則

首先，在開始執行前，先說明週一斷食的飲食原則。

（1）週一只喝水或溫開水，設定為「不食日（斷食日）」，讓腸胃休息。

（2）週二至週五這段期間，早上吃一杯優格與二分之一個當令水果，午餐只吃配菜，晚餐攝取以蔬菜為主的菜色。不過要特別注意的是，週二的早餐與午餐，建議吃對腸胃比較溫和的回復餐。以攝取必需的營養素為主，讓身體能在中庸狀態下，穩定地度過這五天。

（3）六日為「美食日」，包含碳水化合物在內，想吃什麼都行。

週二至週日的共同原則，就是每餐的分量最多二個拳頭大，一天要喝一．五至二公升的水。剛開始的時候，以四週為一個周期努力看看。

將週一設定為不食日，是因為週末和親朋好友共度時會吃些愛吃的食物，因此在一週的開始，藉由斷食讓身體歸零，這樣的流程適合大多數人的生活模式。但是工作需要開車或是高空作業的人，建議最好將斷食日設定在休假的那日。

只要遵守「不食→良食→美食」的流程，可自行安排在一週的任何一天作為不食日。**但是請盡可能在每週的同一天斷食，才能讓身體習慣一週的節奏。**上晚班的人，三餐的規律性以及飲食內容，如果能和白天活動的人一致的話，相信會更容易感受到週一斷食的效果。

規則 1

水一天要喝 2 公升

「沒有任何飲料能取代水」，這句話請大家銘記在心，一天喝 1.5 至 2 公升的水，才能提升基礎代謝。屬於容易水腫的人，喝完水後請確實去健走或沐浴，才能幫助水分排出。

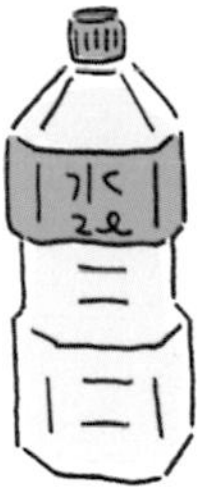

規則 2

每餐分量約 2 個拳頭大

胃部原始的大小，就是 2 個拳頭左右。因此 2 個拳頭大的飲食分量，就是最適合消化的分量，放慢速度進食的話，一定會有飽足感。請大家注意，是「咀嚼後、2 個拳頭大的分量」，幫助胃部回復到正常大小。

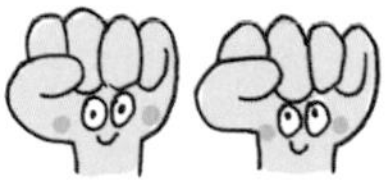

【週一斷食的一週飲食建議】

	早	午	晚
週一 **不食**	斷食	斷食	斷食
週二 **良食** （回復餐）	回復餐 or 當令水果 與優格	回復餐 or 只吃配菜	・蔬菜湯 ・沙拉 ・蒸煮蔬菜 ・以蔬菜為主的料理 可飲酒
週三 **良食**	當令水果 與優格	只吃配菜	・蔬菜湯 ・沙拉 ・蒸煮蔬菜 ・以蔬菜為主的料理 可飲酒
週四 **良食**	當令水果 與優格	只吃配菜	・蔬菜湯 ・沙拉 ・蒸煮蔬菜 ・以蔬菜為主的料理 可飲酒
週五 **良食**	當令水果 與優格	只吃配菜	・蔬菜湯 ・沙拉 ・蒸煮蔬菜 ・以蔬菜為主的料理 可飲酒
週六 **美食**	個人喜好 的食物	個人喜好 的食物	個人喜好 的食物 可飲酒
週日 **美食**	個人喜好 的食物	個人喜好 的食物	個人喜好 的食物 可飲酒

減掉體脂，才是真正瘦下來

週一斷食計畫最重視的部分，並非是體重，而是體脂率。但是想要減掉體脂肪，首先必須先減去體重。一個人的身體，會依序從體重↓體脂肪↓體型出現變化。體重減了幾公斤後停滯下來這段期間，體脂肪會減少，接下來，體態看起來會變得緊實，然後體重又會開始往下掉，一直重覆這樣的循環。

體脂率算是一個指標，能看出週一斷食計畫進行得順不順利。請大家每天在固定時間，連同體重一起測量，並記錄在手機軟體或筆記本上。不管你今年幾歲，首要目標都要降到25％以下。

【理想的體脂率】

	女性	男性
20～29歲	22%	16%
30～39歲	23%	17%
40～49歲	24%	18%
50歲以上	25%	19%

不食日

度過週一斷食日的重點

POINT

・早餐、午餐、晚餐都不吃，一整天下來只喝水。

・晚上十二點前就寢。

週一從睜開眼睛到晚上就寢之前，入口的東西只有常溫的水或溫開水，而且希望你一整天下來能喝足二公升。有些人可能會覺得太多了，但是增加小口喝水的頻率，很適合排解肚子餓的感覺。**不要一次大口喝下，應該在一天內小口小口喝，分多次喝水。**

為什麼需要喝這麼多的水呢？主要是希望藉此汰換掉構成六十％體重的體液，促進排毒。假使排出老廢物質的新陳代謝無法順利運作，脂肪就減不掉，因此切記要經常提供身體新鮮的水分。

攝取水分並不是什麼飲料都能喝，在斷食日當天，喝內含咖啡因的咖啡、紅茶、綠茶等飲品的話，會刺激胃黏膜，當胃酸分泌過多，食欲反而會高漲。胃部排空時吸收力會增強，因此也不能喝果汁或是營養飲品這類的飲料。時常有人問我，可不可以喝減肥飲品，但是原則上還是喝水最好。**沒有任何飲品，能夠比得上水。**

斷食日這一天的行程，不要安排過多，盡可能減少這一天的壓力，畢竟最終目的是為了讓腸胃好好休息，**藉由睡眠提高身體的修復機能。**減少腸胃在消化方面的負擔，就能獲得深度睡眠。理想的就寢時間是在晚上十點前上床，至少也要在十二點前睡覺。

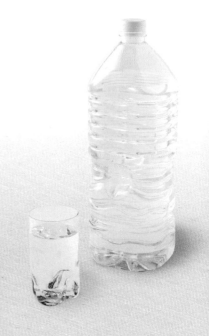

斷食日小建議

斷食後，口腔內會感覺黏黏粗粗的，有時還會出現口臭的問題。這時只要喝些溫開水，就能抑制過度分泌的胃酸。

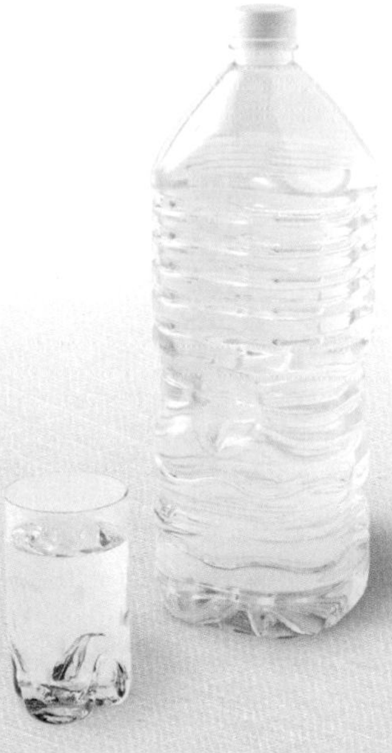

〔四種肥胖體質的斷食日注意事項〕

【氣滯型】把當天行程安排得寬鬆一些，減少壓力

大家會不會覺得，斷食日讓自己忙一點，比較能分散肚子餓的感覺，感覺輕鬆一些呢？氣滯型的人，平時就習慣將行程塞得很滿，導致自己太忙、壓力過大，因而容易暴飲暴食、吃太多。

一個人的氣開始失序，再加上血水循環變差的話，便會想去攝取醣類，讓自己放鬆下來。自律神經容易失調的氣滯型，最大敵人就是壓力，因此在斷食日這一天，格外需要提醒自己，將行程安排得寬鬆一些。

【瘀血型、水滯型】注意保暖，避免身體受寒

這兩種類型的人，共同點就是身體的「產熱能力」不佳。平時非常怕冷，尤其在斷食日這一天，由於沒有進食，身體無法產生熱能，因此容易比平時覺得更冷。

在斷食日這一天出現的頭痛現象，多數案例都是起因於畏寒，所以切記要讓身體保暖，盡量喝溫開水，也可以穿戴暖腿襪

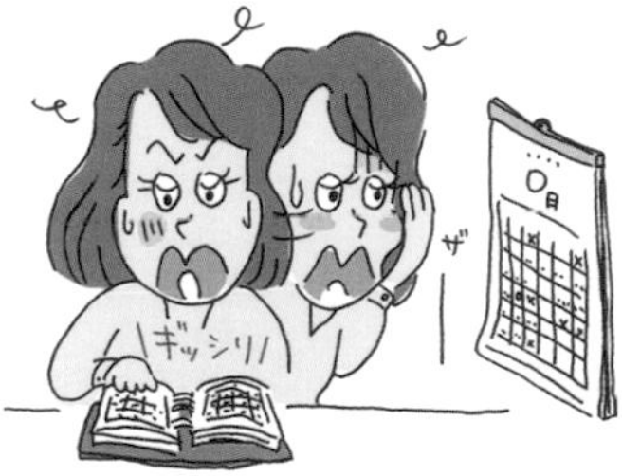

套或是保暖腹帶等用品，設法避免身體變冷也是很重要的。

另外，排水不佳的水滯型，無論有沒有尿意，都應該一小時去上一次廁所，養成規律的習慣。

【濕熱型】低血糖、想睡的狀況最嚴重！努力撐過去

頭幾次的斷食日，可能會感覺頭暈眼花。濕熱體質的人，平常食量都很大，以及習慣狼吞虎嚥，過去用餐時血糖值都會劇烈起伏，導致斷食後呈現低血糖、容易頭暈眼花，睏意頻頻發作。

出現頭暈眼花時，代表體內的糖枯竭了，證明身體正在努力製造出糖來，所以請懷抱正向心情接受這種現象喔！

規則❶

避免讓身體變冷

體質愈是容易怕冷的人，或是平時習慣吃甜食的人，在斷食日愈容易覺得冷。畏寒也會導致頭痛，多喝溫開水溫熱身體。

規則❷

前一天、當天晚上提早就寢

在斷食日前一天的週日晚上，晚餐時間稍微提早一些，以便提早就寢，這就是輕鬆克服斷食日的秘訣。斷食日當天也要早點上床，才能提升身體的修復效果。

（斷食當天頭痛、想睡，怎麼辦？）

斷食後，在排出身體毒素的過程中，初期有時會出現林林總總的不適症狀。尤其是之前從未接觸過斷食的人，在第一次或第二次斷食時，可能會感覺頭痛、頭暈眼花、強烈睏意或是倦怠。之前高熱量、高脂、高糖食物攝取愈多的人，症狀可能愈強烈。

但是這些初期不適症狀，可稱之為「好轉反應」，這是從前飽受過食折騰的身體，為了排出老廢物質進行修復的短暫過程，請大家不必擔心。

只要度過這一關，第三次（或是第四次）斷食日，就會感到意外的輕鬆。這時候體重、體脂率及身體狀況也都會出現變化，接下來的週一斷食會變得充滿樂趣。

想要減輕斷食日這一天的空腹感，秘訣就是不要用消極的方式，告訴自己「今天一整天都不能吃東西，得努力撐下去」，應該用積極心態鼓勵自己，「**今天要讓腸胃好好休息一天**」。其實斷食能大幅減輕腸胃的負擔，只要習慣之後，就會覺得空腹感覺很好。

但是有些時候，肚子真的會餓到很難受，一直想著沒

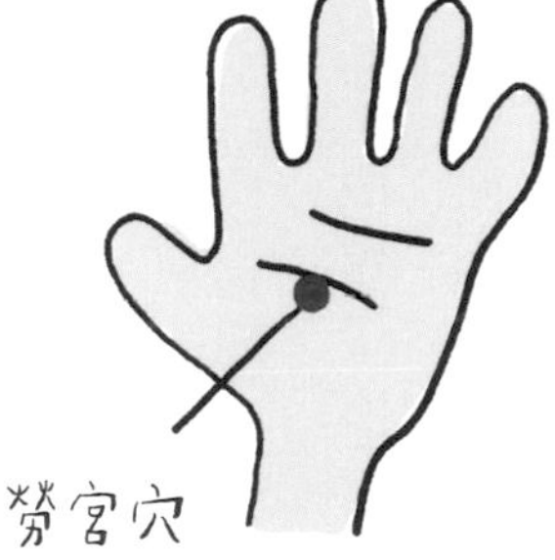

吃東西，而提不起精神做其他事。這種時候最簡單的解決方法，就是按壓手掌的「勞宮穴」，藉此抑制食欲平定心情。左右手分別指壓一至二分鐘後，即可緩解緊繃情緒，調節自律神經，這個穴道也有助於消除疲勞。

另外還建議大家可以做「腳趾猜拳」。腳趾猜拳可促進身體末端的血液循環，使副交感神經發揮作用，**讓感到肚子餓、呈現緊繃狀態的身體切換至放鬆模式**。同樣道理，狀況允許的話，**也推薦大家去洗個澡**。

如果這樣還是無法解決問題的話，可以慢慢地、用咀嚼的方式喝個兩口運動飲料，也能解決頭痛及頭暈眼花的現象，相信能減輕斷食日當天難受的感覺。

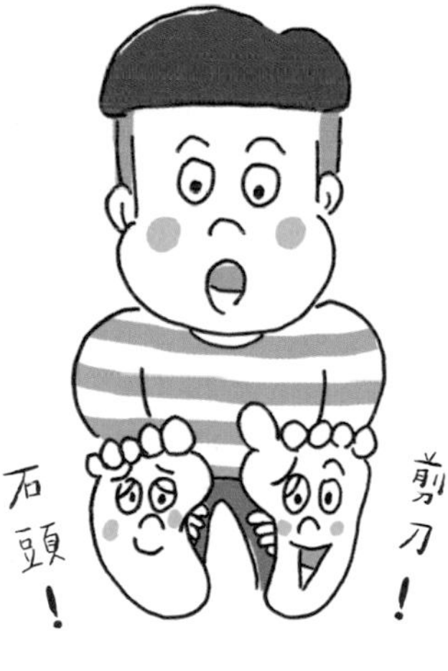

（最困難的，就是一開始的第一週）

有句俗話是說，「性格看臉，生活看體型」，你現在的體態和身體狀況，都是過去的飲食習慣造就而成。過去的不良習慣，以及身體受到這些不良習慣影響而運作不當的情形，有必要「先破壞再建設」。

若以針灸治療說明「先破壞再建設」這套中醫基本概念，就是將循環停滯的地方，用針暫時破壞細胞，接著在修復的過程中，症狀就會逐步緩解及改善。

在週一斷食計畫中，會藉由「斷食」這種強烈的方式按停開關，將過去不自覺吃太多的不良習慣，以及因囤積過多內臟脂肪而僵硬的身體完全破壞。意思就是和從前放肆吃喝的生活徹底道別，在第一至第二週的期間，精神上可能會十分難熬，但是必須在這最初的第一週徹底破壞，否則脂肪將不動如山。

等到體內的糖枯竭後，身體能夠重建的第三至第四週，體力方面可能會有些吃緊。這段期間會因人而異，不過體質通常在第三週、第四週之後才會進一步改善，身心也會在同一時間出現「神清氣爽」的實際感受。

第一次斷食就成功！體驗者大力分享

- 一開始的斷食日會出現明顯睏意和嚴重頭痛，我通常會喝幾口運動飲料緩解。不過，斷食後再也不會暴飲暴食，胃也變小了。這是我唯一成功執行的減肥法，真心覺得斷食真好。—— 40 幾歲女性．1 個月減 5.5kg。

- 雖然斷食日當天多少會有些頭暈眼花，不過斷食過程還算順利。—— 50 幾歲女性．4 個月減 10.3kg。

- 體驗過斷食之後，「害怕餓肚子、肚子一餓就會發生壞事」這種莫明奇妙的迷思，全都一掃而空了。—— 30 幾歲女性．10 個月減 18.2kg。

- 我在斷食日當天去做運動，結果頭暈眼花（笑）。但是投入週一斷食計畫之後，我的生理痛減輕了，肌膚也不再粗糙了！—— 20 幾歲女性．1 個月減 2.7kg。

- 過去減肥時，只要吃太多就會產生罪惡感，最後總是「宣告放棄」，不過週一斷食計畫能讓人有機會彌補回來，所以心情上很輕鬆。使我養成週末和家人共享美食，週一歸零的規律生活。—— 40 幾歲女性．1 個月減 4.1kg。

- 以前認為一整天不吃東西根本天方夜譚，幸好我試著去做了。我的兒子被醫生診斷患有糖尿病，自從他開始週一斷食之後，血糖值竟戲劇性地下降了，這點也讓我確信週一斷食對身體健康很有幫助。—— 50 幾歲女性．9 個月減 14kg。

回復餐

斷食後的第二天，飲食最關鍵！

POINT

・早餐和午餐攝取以葉菜類蔬菜為主的回復餐，避免身體發冷。
・高糖、高脂、重口味的食物能免則免。

良食日的頭幾餐，是週二的早餐與午餐，稱作「回復餐」。斷食後的回復餐，在週一斷食計畫中其實是至關重要的環節。

淨空超過一整天的胃部，一旦有食物進入，即便好消化，也會對身體造成刺激。這時候腸胃吸收處於十分良好的狀態，因此如果突然攝取高糖飲食，反而會變胖，除此之外，最不樂見的情形，就是有時還會引發血糖飆升（餐後血糖飆高的狀態）等不適症狀。

回復餐也包含在內的良食日，為「混合動力期間」，身體

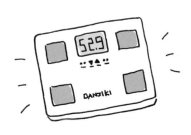

必需的營養素會從飲食攝取，能量則來自於燃燒身體所囤積的脂肪。這時候如果以平時習慣攝取醣類的話，將阻斷好不容易開始運轉的脂肪燃燒回路。

週一的早上，請先從蔬菜開始攝取，推薦大家可以吃高麗菜及青花菜等葉菜類、加入好消化的白蘿蔔煮成的湯品及味噌湯。儘管同為蔬菜，但是纖維多的硬質蔬菜（牛蒡、西洋芹等），以及醣類多的南瓜等，都要留意不能攝取過量。

斷食後腸道內偏向酸性，這樣的環境適合好菌生存，因此內含豐富寡醣的高麗菜及洋蔥，還有味噌這類的發酵食品，能成為好菌的食物，有助於大幅改善腸道環境。尤其瘀血型、水滯型的人，剛結束斷食時多數都無法接受冰冷食物，因此最好從能夠溫熱身體的湯品開始吃起。

良食的早餐基本菜單，為「優格＋當令水果」，所以身體不容易怕冷的人，早餐可以吃優格和二分之一個水果。

從回復餐的午餐開始，還能攝取易消化的豆腐以及納豆這類的發酵食品。只要是好消化的食物，午餐單吃配菜也無妨。週二一整天，請避免油膩食物、重口味食物，盡可能以葉菜類為中心，提醒自己，不能吃會讓身體感到寒冷的飲食，一定要遵守一餐「（咀嚼後）最多兩個拳頭大」的分量。

回復餐的飲食小建議

好不容易下定決心展開週一斷食計畫了，但是發覺「體重竟然沒什麼變化」的人，半數以上都是回復餐的飲食內容有問題！請各位一定要記得，回復餐要排除碳水化合物，而且最好也不要攝取水以外的飲料。

【回復餐的原則】

早餐

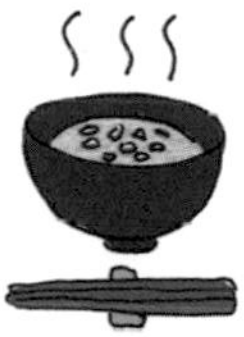

體質怕冷的人，以及在寒冷的季節，應該攝取以高麗菜及青花菜等葉菜類為主的飲食，才能「溫熱身體」。建議大家可以料理成湯品、味噌湯或溫沙拉，好消化的白蘿蔔也非常適合。良食日的＜早餐＞基本菜單，也能吃「優格＋當令水果（1/2個）」。斷食後腸胃還在半夢半醒，絕對不能攝取醣類（碳水化合物、內含砂糖的食物、飲品），以及會對胃部造成刺激的咖啡因。

中餐

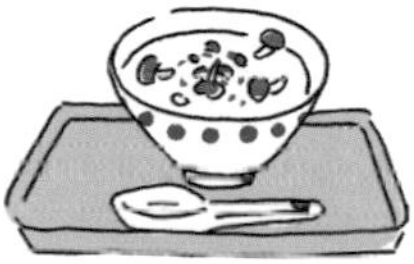

腸胃還沒有完全清醒過來，和早餐一樣，不可以攝取醣類和咖啡因。週二的午餐堪稱準回復餐，避免選擇需要花時間消化的牛肉、豬肉及炸物等，脂肪含量多的飲食。建議大家將豆腐等大豆製品，加入不會造成腸胃負擔的湯品中一同享用。良食日的＜午餐＞基本菜單，可以「只吃配菜」，在蛋白質方面，不妨攝取蛋、魚和雞肉等，比較易消化的食物。

晚餐

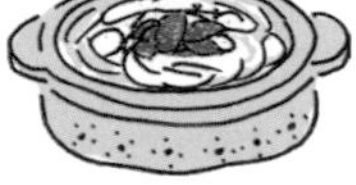

攝取良食日基本菜單的「蔬菜料理」，例如蔬菜湯、沙拉、蒸煮蔬菜，或是蔬菜為主的料理。晚餐時間較早，大約晚上7點之前就會吃完的人，或是午餐沒吃多少蛋白質的人，可以多加些蛋白質。但是和午餐一樣，蛋白質的種類，請挑選好消化的食物。原則上在週二晚上，應節制飲酒量。

（這些「健康」的食物，回復餐不能吃！）

常常會有人將「回復餐」與「病後調理餐」混為一談。各位應該有這樣的經驗，當小時候生病時，媽媽總會為我們煮些「容易消化」的稀飯，大概是受到這些記憶的影響，執行「週一斷食計畫」時，常有人在週二的早餐及午餐，選擇吃稀飯、雜炊或烏龍麵。

這些食物或許真的很好消化，但是！回復餐絕對不能吃碳水化合物（＝醣類）。斷食剛結束的下一餐，就吃蕎麥麵或烏龍麵的話，血糖值會忽高忽低，有時會導致身體出狀況。

同樣道理，也有一些人認為「低GI食物對身體有幫助」，於是在回復餐吃全麥麵包、全麥麵條、糙米及蕎麥麵，不過，這些也全是碳水化合物。此外，每當我在瀏覽網路上的分享時，總是搞不懂，為什麼大家這麼愛喝咖啡歐蕾（拿鐵）？大概是因為普遍認同牛奶對胃有益吧！但其實，牛奶的脂肪含量多，況且咖啡也含有咖啡因，因此除了斷食日之外，週二至週五的早餐也應該少喝。茶或紅茶同樣內含咖啡因，一樣不能多喝。咖啡因飲品一天喝個一杯，當作轉換心情即可。

除此之外，還有一些人會選擇市售的蔬果汁，取代晚餐菜單裡的蔬菜湯。絕大多數市售蔬果汁中的含糖量，都超乎大家想像的多，要特別留意，這和自己在家裡用果汁機打的蔬果汁完全不同。「直接買比較快」的行為，其實正是減肥大敵。大家不妨利用週一斷食的機會，逐漸改變飲食習慣，別再不捨得「花點時間」了。

飲食的基本原則，就是增加自己動手做的機會，這正是健康的秘訣。本書中各階段的食譜，料理起來輕鬆、快速又美味，讓你無法再用忙碌作藉口，會讓你想要繼續做下去。又好吃又方便，又能維持週一斷食的計畫，你一定可以逐漸減少外食的次數。

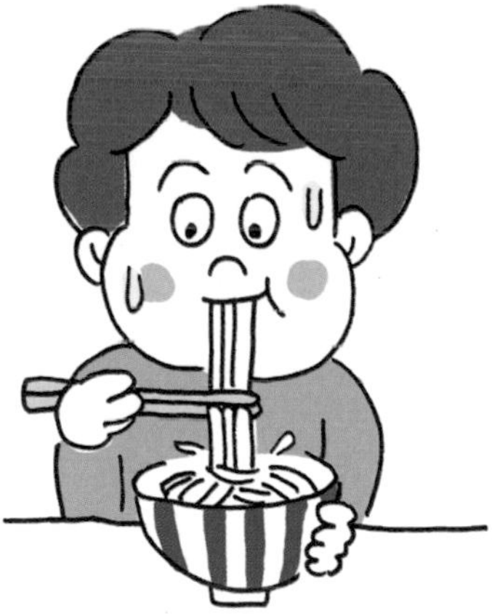

〔斷食後，反而便祕了？〕

不時會有正在執行週一斷食的實踐者提問，過去排便一直很順暢，沒想到開始進行週一斷食後，每天的排便情形卻不盡人意，甚至還便秘了！

在實行週一斷食計畫的期間，每餐只吃二個拳頭大的分量，因此與過去一直吃太多、吃太飽的日子相較之下，就生理面而言，排泄物的分量及頻率會變少是很正常的事。身體逐漸產生變化，能夠更有效率地從食物攝取到必需營養素，所以大家不必擔心排便次數減少的問題。只不過，依照過去學習到的知識，總認為「油脂是健康大敵」，於是很少使用淋醬，總是單吃生菜的人，有必要改變一下這種觀念。

脂質屬於重要的營養素，請大家適量攝取諸如橄欖油這類的優質好油。脂質除了能作為腸道的潤滑油，有助於解決便秘問題之外，大腦有六成皆由脂質組成，而且脂質在製造賀爾蒙時，也是不可或缺的材料。妥善攝取好油脂，同時吃以蔬菜為主的料理，大量喝水，養成選擇發酵食品及食物纖維的生活習慣，持之以恆後，便秘在一至三個月內就會自然改善。

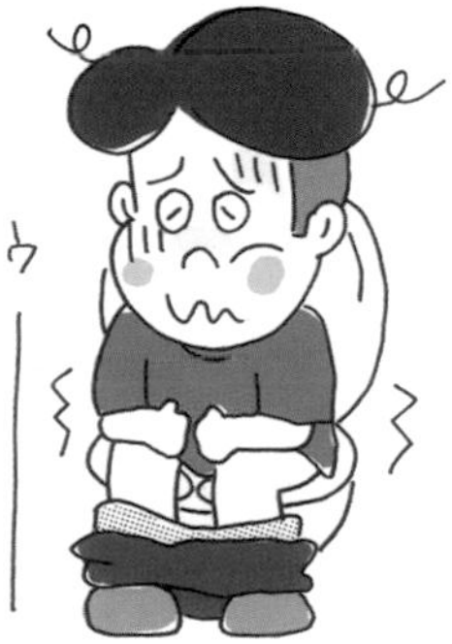

COLUMN

回復餐的飲食小建議

時常有人問我：「想瘦的話，是不是一定要運動？」但是激烈運動會引發食欲，容易自我安慰「既然是運動後，多吃一些也無妨」。

週一斷食計畫的基本原則是，體脂率低於三十％再做運動。運動員也一樣，多數在進入賽季時，都會先減重再正式展開訓練，先緊實身材、再埋頭苦練會比較合理。

氣滯型的人，建議做些能夠紓解壓力的運動，例如自由搏擊或是舞蹈，這樣會比做單調的健身器材或是跑步來得好。

瘀血型的人，建議可以做些快走、健走，能讓身體內部熱起來、發汗的運動，能夠「保持適當體溫」的運動最合適。

水滯型的人，沒有限制運動種類，重點是要流汗。不管用什麼方法，最重要的就是將多餘水分排出體外，這類型的人，也很適合去三溫暖或岩盤浴。

濕熱體質的人，則剛好相反，建議做有氧運動，例如游泳和健走，應避免會使身體積熱的熱瑜珈，也不能去三溫暖。

餐前或餐後做運動皆無妨，不過在空腹時做運動，能使多餘脂肪燃燒，屬於所謂「進攻型的運動」；餐後容易燃燒食物的「防守型運動」，則可用來維持體重。

簡單食材，絕佳美味！

健康╳好吃！「週一斷食」計畫的 37 道助攻食譜

這是我設計過最健康的食譜！

Ryuji 設計的食譜，是週一斷食計畫的最佳幫手！所有食譜都是 1 人份或 2 人份，方便大家料理的分量。當中嚴守2 個拳頭大分量的規定，讓大家在實行週一斷食計畫時，也能樂在其中！

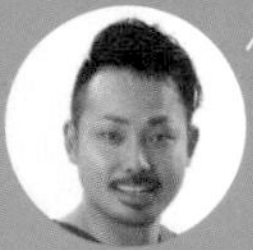

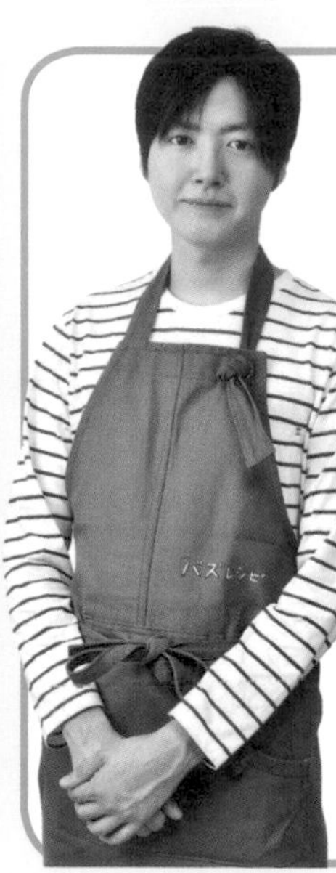

料理監修

Ryuji

料理研究家。堅持「今天想吃什麼，今天就下廚煮！」的理念，在 Twitter 每天更新的「簡單速成食譜」，受到追隨者的熱烈回響，追踪人數高達 115 萬（2020 年 1 月當時數據）。曾參與日本電視台「THE MOST USEFUL SCHOOL IN THE WORLD」、「ZIP！」以及 TBS「あさチャン！」等多個節目演出。超高人氣的「バズレシピ」系列，累計銷售超過 27 萬本。

食譜說明

- □熱量標示都為 1 人份。
- □量測單位：1 杯＝ 200ml、1 大匙＝ 15ml、1 小匙＝ 5ml。全為平匙的分量。
- □微波爐加熱時間以 600W 為參考依據。以 500W 加熱時，請調整成 1.2 倍的時間。
- □加熱時間會因微波爐的機種及每個食材大小不同而異，請視情況調整時間。另外在加熱時，請遵照附加的說明書，使用耐熱容器或耐熱碗等餐具。

早餐　富含維生素 C，還能提升免疫力！

青花菜粥

材料（2人份）

青花菜…1 株（300g）
水…500ml
白高湯…3 大匙
青蔥…適量（切成蔥花）

作法

1 青花菜分切成小朵，削除莖部粗皮後，切成一口大小。

2 白高湯倒入水中煮滾，再倒入青花菜並蓋上鍋蓋，以中火煮約 10 分鐘。最後用木鏟攪碎，並撒上青蔥。

POINT

青花菜營養價值高，很推薦大家多吃。

1人份
含醣量 3.1g
68kcal

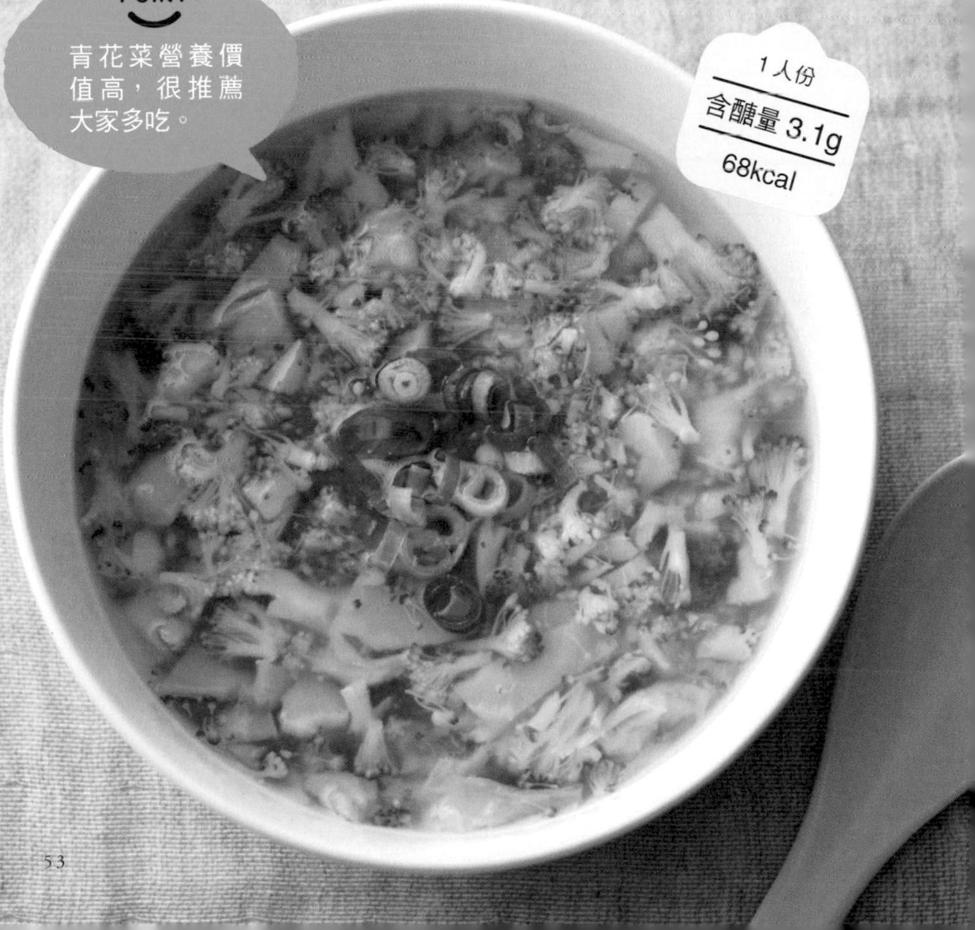

早餐 不讓腸胃增加負擔，讓身體暖呼呼

生薑白蘿蔔泥味噌湯

材料（2人份）

白蘿蔔…150g（約6cm）
生薑…1片（5g）
A｜水…300ml
　｜白高湯…2大匙
味噌…2小匙
青蔥…適量（切成蔥花）

作法

1 白蘿蔔磨成泥，連同湯汁倒入鍋中，再加入材料A，以中火加熱。

2 煮滾後熄火，將味噌化入湯中，最後撒上青蔥，即可完成。

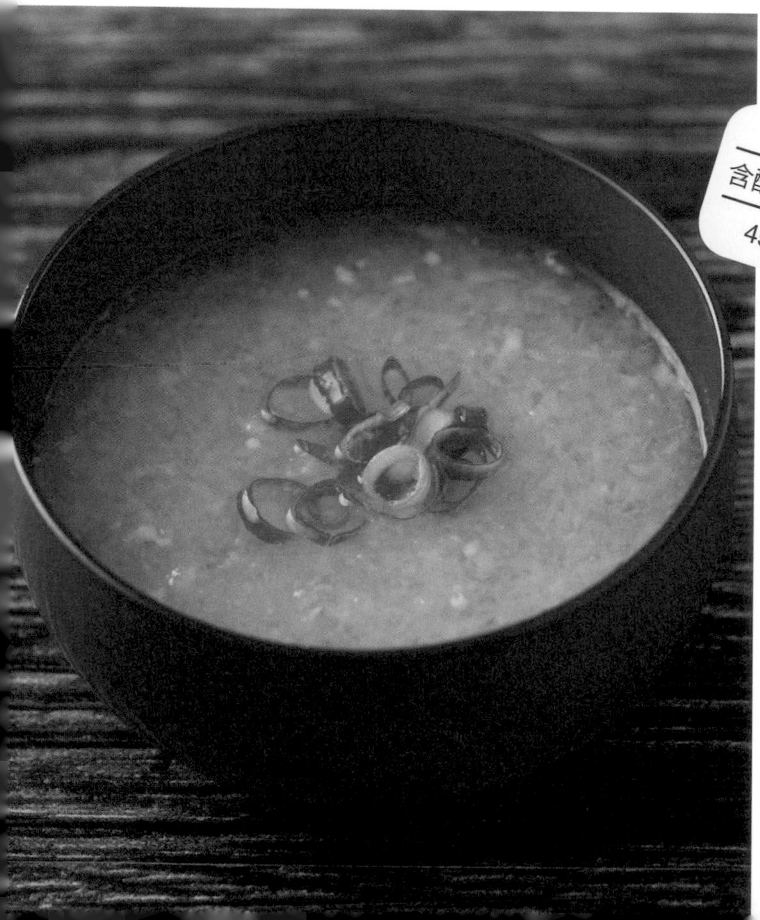

1人份
含醣量 4.5g
45kcal

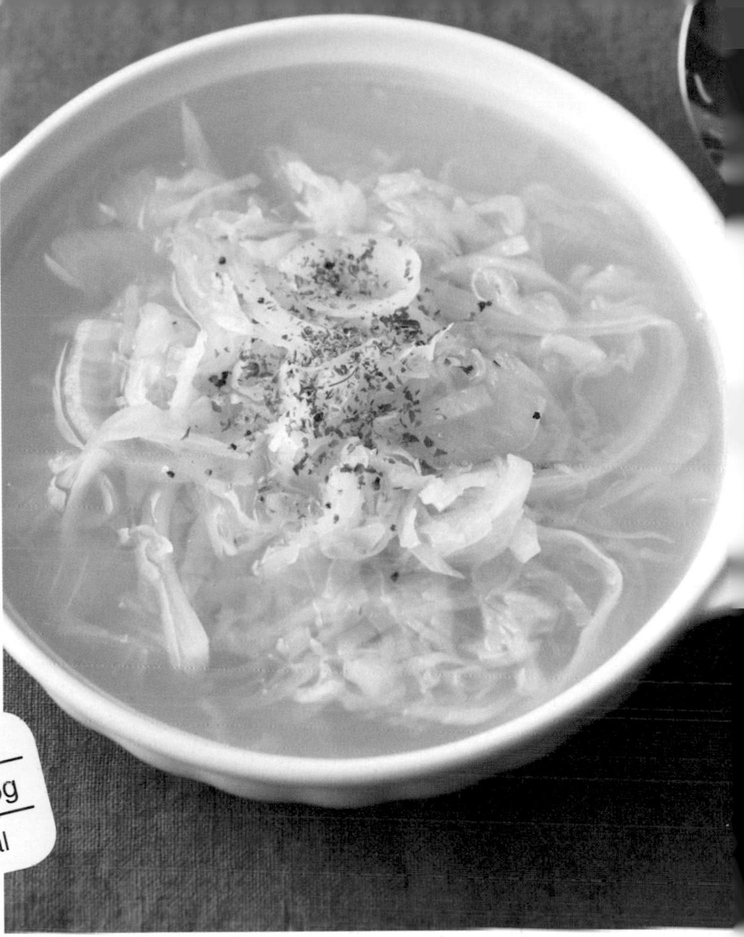

早餐 突顯食材的樸實風味

高麗菜洋蔥湯

材料（2人份）

A | 洋蔥…1/4 個（切片）
高麗菜…1/8 個（切絲）
高湯粉…2 小匙
水…350ml

鹽、粗粒黑胡椒…適量
乾燥巴西利…適量
橄欖油（依個人喜好）…適量

作法

先將材料 A 倒入鍋中，以中火加熱，燉煮至蔬菜軟爛後，以鹽、胡椒調味，最後再撒上巴西利就完成了。可以依個人口味，滴入幾滴橄欖油豐富口感。

午餐　梅干高雅的風味，讓身體清爽無負擔

豆腐梅干湯

材料（2人份）

A | 白高湯…2大匙
  | 水…320ml

豆腐（嫩豆腐）
…小盒的1盒（150g）
梅干（低鹽）…大顆的1顆
柴魚片…適量（依個人喜好）

作法

材料A倒入鍋中，再倒入切碎的梅干與切塊的豆腐後，以中火加熱。煮滾後即完成。最後依個人喜好撒上柴魚享用。

1人份
含醣量 8.3g
153kcal

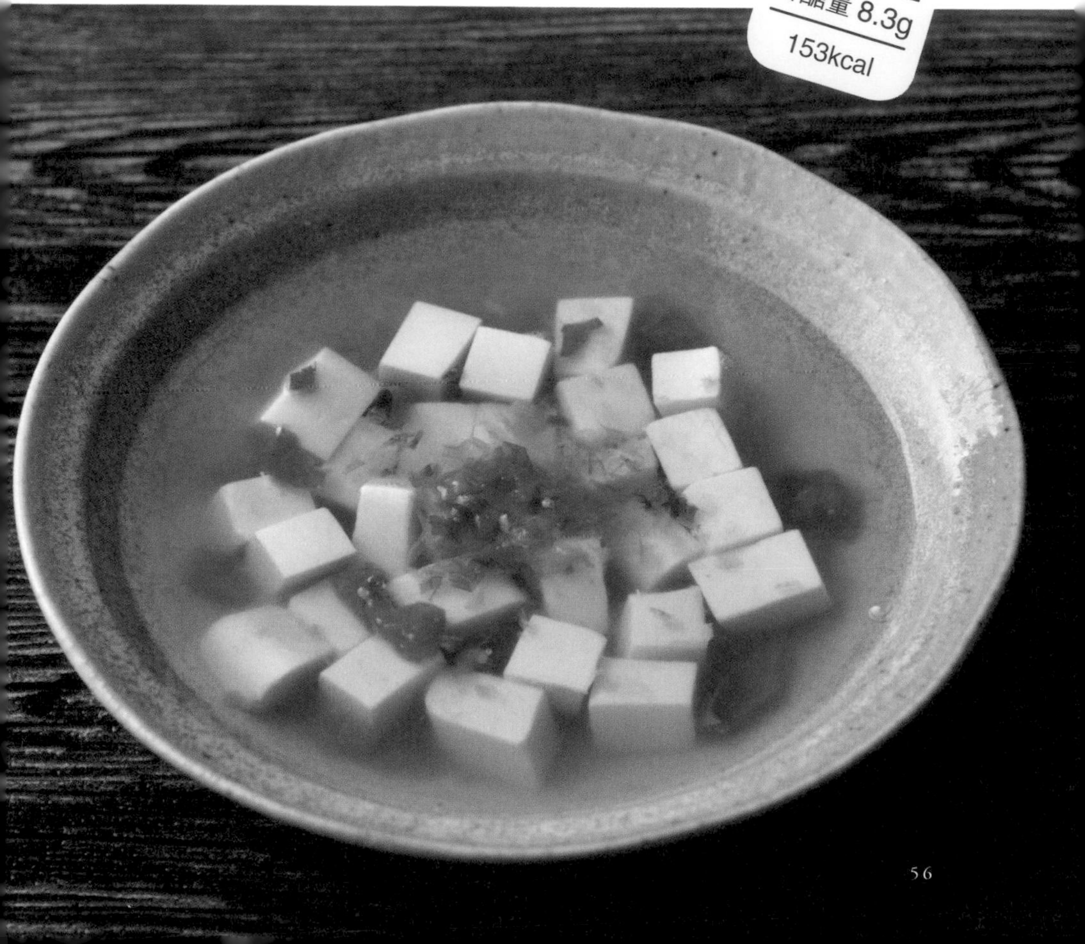

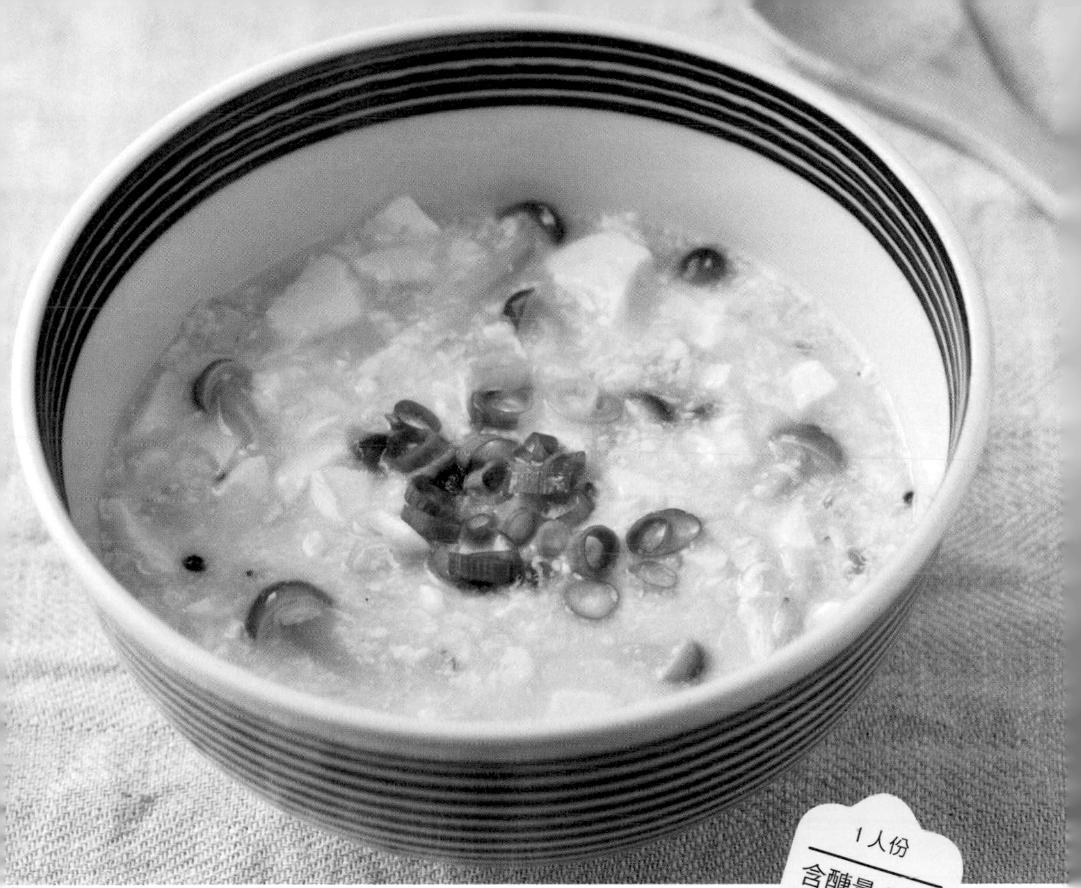

1人份
含醣量 8.3g
153kcal

午餐 濃稠不易冷卻的粥，能讓身體溫暖起來

豆腐鴻喜菇蛋花雜炊

材料（2人份）

水…350ml
白高湯…3 大匙
豆腐（木綿豆腐）…1 盒（300g）
鴻喜菇…1/2 包（50g，切除根部）
太白粉水（太白粉、水…各 1 大匙）
蛋…1 個
青蔥…適量（切成蔥花）

作法

1 水和白高湯倒入鍋中，再加入壓碎的豆腐，然後以中火加熱，並將鴻喜菇以手撕成小朵，加入鍋中。

2 煮滾後加入太白粉水勾芡，最後以畫圈方式倒入蛋液後熄火，起鍋前撒上青蔥，就完成了。

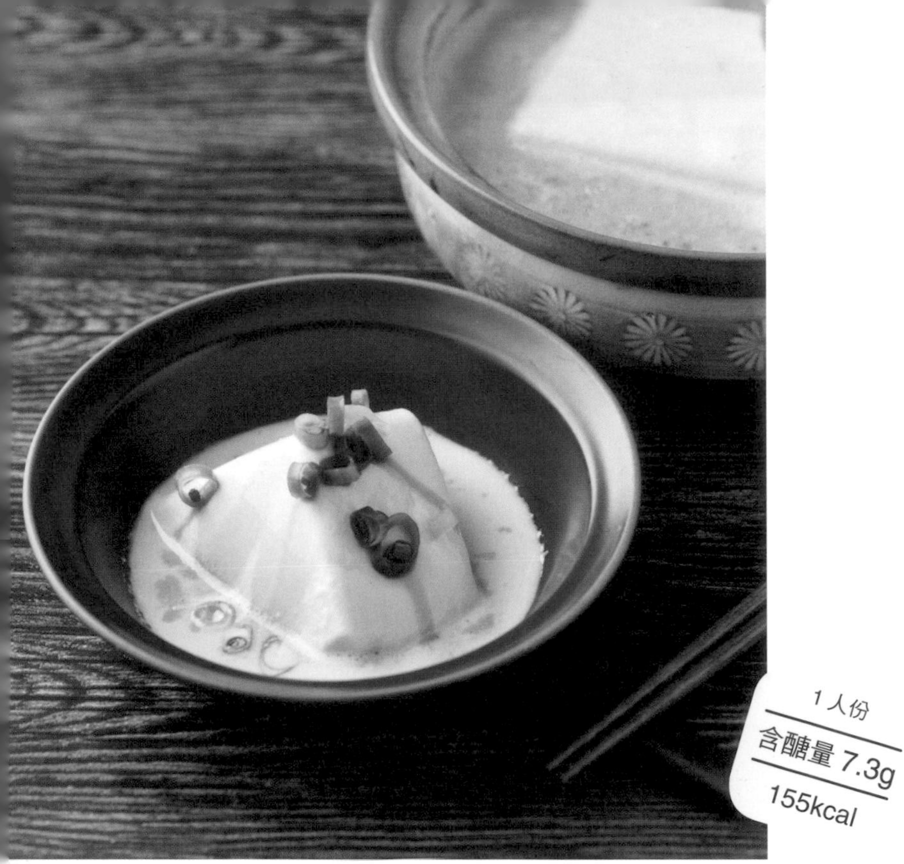

午餐 味道豐富有層次的低醣好料

濃稠豆漿湯豆腐

材料（2人份）

A | 豆腐（嫩豆腐）
…小盒的1盒（300g）
原味豆漿…500ml
白高湯…1大匙
小蘇打…1小匙

柚子醋 or 鹽（依個人喜好）…適量

青蔥…適量（切成蔥花）

作法

將材料A全部倒入鍋中，開火加熱。煮滾後轉小火，煮約5分鐘，加熱到豆腐內部溫熱為止，盛盤後撒上一些青蔥，並依個人口味，淋上醋或撒上鹽享用。

午餐 讓發酵食物的健康力，幫助腸胃重開機

舞菇納豆湯

材料（2人份）

水…300ml
白高湯…2 大匙
舞菇…1 包（100g）
味噌…1 又 1/2 大匙
納豆…1 盒

作法

水、白高湯及撕散的舞菇倒入小鍋中以中火加熱，煮滾後熄火，再將味噌化入湯中。最後加入納豆，並在鍋中拌勻就完成了。

POINT

正宗的日本東北地方作法會將納豆磨碎，這裡以簡單做為優先，不加以磨碎。

1 人份
含醣量 5.2g
90kcal

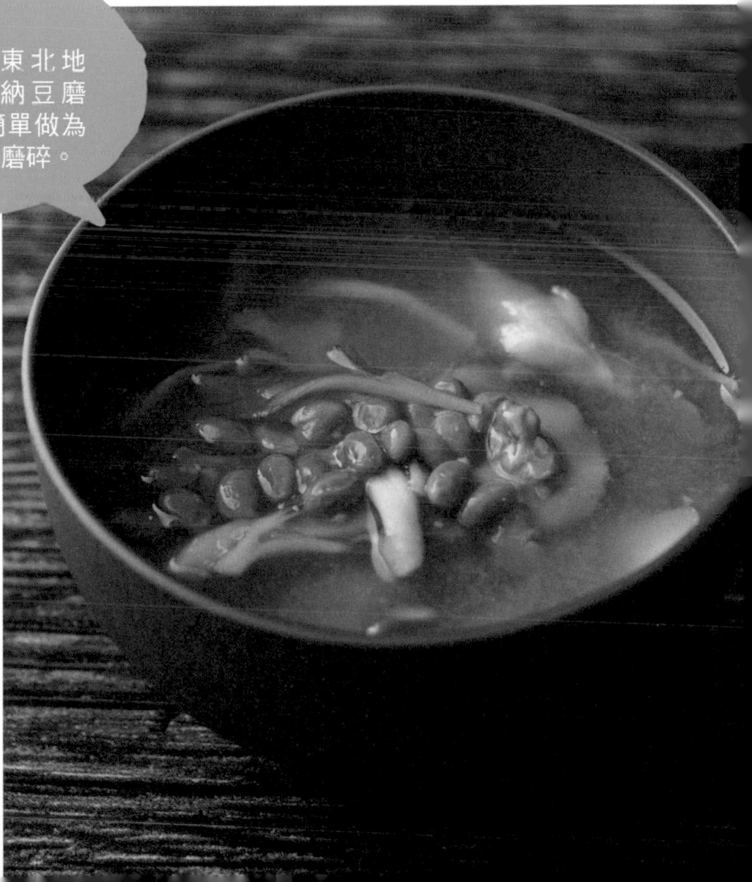

良食日

打開身體的「燃脂開關」

POINT

- 在易瘦模式期間讓體脂肪大幅燃燒。
- 分析自己的生活模式，掌握飲食攝取的技巧。

歷經回復餐，等腸胃恢復正常狀態後，在週三至週五這三天的良食日，必須將身體所需的營養素送進體內，同時也要學會飲食攝取的技巧。身體經過不食之後，已經啟動燃燒模式，藉由調整腸道環境、促進代謝的良食，身體將轉而進入「易瘦模式期間」，將脂肪轉變成能量。

良食的基本菜單，為早餐吃「優格＋當令水果（二分之一個）」，午餐「只吃配菜」，晚上享用「蔬菜料理」。這樣的安排經過深思熟

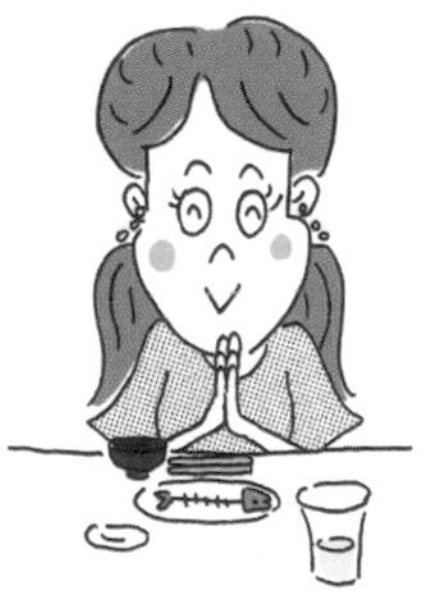

慮，能在一整天當中，將脂肪燃燒的時間拉長。

早上吃乳酸菌、酵素及維生素，能有效改善腸道環境。季節性水果則富含當季身體容易缺乏的維生素類，多吃自然對身體有益。例如夏天的西瓜具有利尿作用，而且解除疲勞的效果非常好；冬天的橘子含有豐富的維生素C，最適合預防感冒。不喜歡吃優格的人，或是容易怕冷的人，也能吃之前在回復餐中推薦給大家的蔬菜湯或味噌湯。

中午以優質蛋白質和蔬菜為主，並請提醒自己均衡攝取主菜與副菜，比方說可以用照燒雞肉來搭配芝麻拌菠菜。好好攝取肉或魚等蛋白質，這樣就能在一天當中攝取到均衡營養了。

晚餐享用以蔬菜為主的料理，盡量不要造成胃部負擔。諸如蔬菜湯、熱炒蔬菜、蒸煮蔬菜、普羅旺斯雜燴這類的燉煮料理等等，避免光吃沙拉，多方變化看看。不過薯類蔬菜的糖度很高，所以要小心別攝取過多了。

過去一直是想吃什麼就吃什麼的人，一開始吃不到米飯或義大利麵時，可能會覺得吃不飽，不過一定會逐漸習慣的！每天的菜單或許無法盡如人意，不過你一定可以親身體會到，良食對於身體以及肌膚狀態所帶來的改變。除此之外，正因無法想吃什麼就吃什麼，必須思考「該吃什麼才對」，藉由良食日，掌握正確擇食的飲食技巧吧！

【良食期間的原則】

早餐

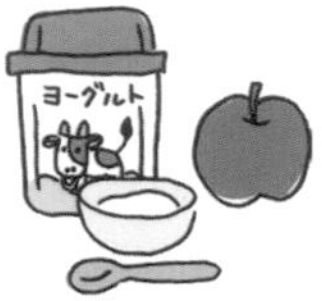

基本菜單是「優格＋當令水果（1/2 個）」。不喜歡吃優格、覺得太冷的人，也可以改吃回復餐的菜色，例如味噌湯及蔬菜湯。優格要選無糖的，分量約 1 個咖啡杯左右；水果則建議吃奇異果、蘋果、葡萄柚等柑橘類。肚子很餓，覺得早餐不太足夠的時候，可以再吃些納豆、醬菜、泡菜等發酵食品。

中餐

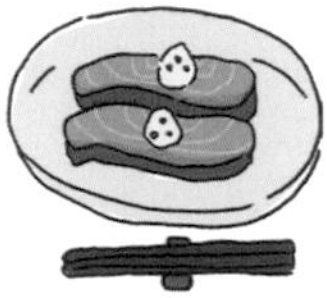

不吃碳水化合物，「只吃配菜」。例如「昨天吃過魚了，今天就改吃雞肉」，盡可能在蛋白質的飲食上作變化，再搭配其他蔬菜類一同享用。也可以吃炸物，但是必須小心別吃太多。每天都吃相同菜色的話，很容易讓人倒胃口，所以外食族可以找找看不同的餐廳，自己煮的人，正好可以參考本書的良食食譜，享受身體開始重新運轉的舒暢感。

晚餐

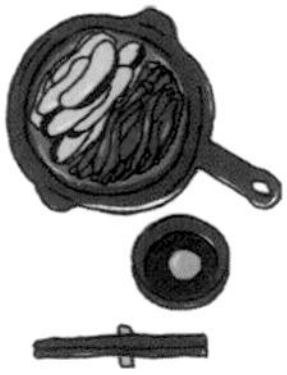

基本菜單為蔬菜湯、沙拉、蒸煮蔬菜或是「以蔬菜為主的料理」。雖然都是蔬菜，料理方式也要留意，例如料理成天婦羅這類的炸物之後，消化時間會拉長，不建議晚餐吃。午餐蛋白質攝取較少的那一天，或是晚餐至就寢前還間隔 4 小時左右的話，除了蔬菜料理之外，多吃一些蛋白質也沒關係，但是一定要避免碳水化合物。不管多晚用餐，最慢都要在就寢前 2 小時吃完。

（控制血糖值，就能打造易瘦體質）

良食日的午餐「只吃配菜」，不能吃米飯、麵包、麵類等碳水化合物，目的是為了減少醣類的攝取。因此含醣量高的咖哩塊、玉米以及根莖類等食物，都要有所節制。偏甜口味的醬汁，也含有大量的糖分，還有天婦羅等炸物的麵衣，也都屬於碳水化合物，因此要特別留意。

目前應該有很多人都知道，吃下含醣量高的料理，血糖會突然飆升。當胰臟分泌出用來降低血糖的胰島素，血液中無法轉作能量的糖分，就會形成脂肪細胞囤積起來，造成肥胖。另外，血糖忽高忽低，也會造成日常生活不良影響，例如餐後容易犯睏，情緒也會變焦躁。

現代人因為過食及缺乏運動的關係，控制血糖的能力愈來愈差，根據統計，目前日本的糖尿病患者加上糖尿病前期患者，合計約達2千萬人（編註：根據國家衛生研究院統計的「2019台灣糖尿病年鑑」，糖尿病患者人數已經超過

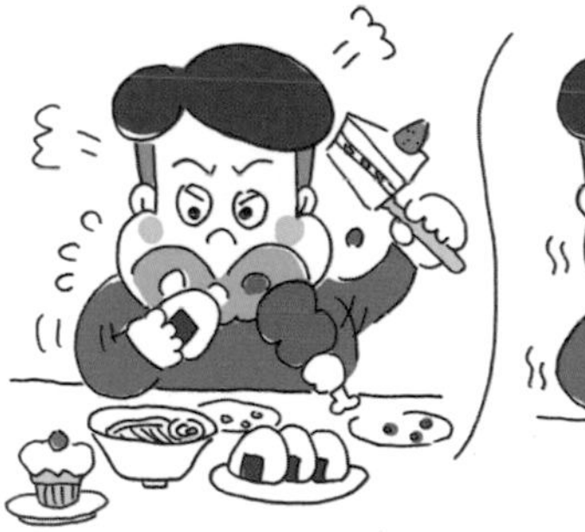

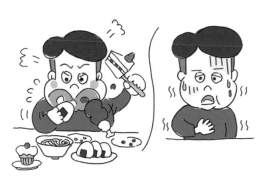

230萬人）！身體在「易瘦模式」下，會燃燒脂肪並產生酮體，所以最重要的就是維持住這樣的體質。

如何吃東西才不容易造成血糖上升？其實有幾個秘訣，首先就是細嚼慢嚥。每一口都咀嚼二十至三十次的話，就會分泌出血清素刺激滿腹中樞，有助於預防吃太快、吃太飽的現象。接下來要嚴格遵守先吃蔬菜的原則，食物纖維具有延緩糖吸收的作用，因此最好依照「蔬菜↓蛋白質↓湯品（菜↓美食日則吃碳水化合物）」的順序用餐。另外，如果會用到油的話，建議使用橄欖油，才能有助於抑制餐後血糖上升。

COLUMN

零食該怎麼吃

開始執行週一斷食計畫後，在良食、美食日的白天，有時還是會突然覺得肚子餓到不行。當你喝水或是少量攝取運動飲料還是止不了餓的時候，可以吃一點當令水果，並充分咀嚼，好好品嚐再吃下去。此時建議大家吃奇異果、藍莓、小蕃茄等水果。

或者也可以吃一些無鹽綜合堅果、無糖果乾、昆布糖及低糖優格也行，但是每種零食都只能吃兩、三口。

早餐的優格＋當令水果，要這樣選

針對良食日的早餐飲食原則，再為大家補充幾個選擇重點。

首先，優格以無糖優格最佳，不敢吃無糖優格的人，想加點甜味時，請善用水果和蜂蜜的天然甜味，不要使用砂糖。不喜歡優格酸味的人，只要拌入豆渣粉就能緩解酸味。瘀血型或水滯型的人，可能無法接受冰涼食物。其實優格加熱後，成分並不會改變，因此可以用微波爐溫熱十至二十秒，加熱成溫優格再吃。

其次是水果盡量吃當季的，當令水果就是天然的營養補充食品，濃縮了這個時節需要攝取的營養。除了當季水果之外，檸檬、葡萄柚、柳橙、橘子等柑橘類，燃燒脂肪的效果很好，非常推薦。但是水果也含有果糖，吃太多反會發胖，因此建議要盡量只吃二分之一個。

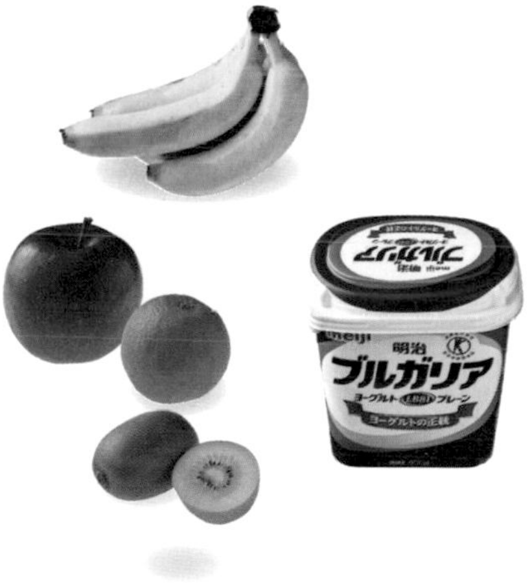

美肌、好睡、精神好……
斷食帶來的驚人好處！

- 午餐後不會犯睏，工作起來很有效率。以前下班搭電車時，總是累到不行，現在變得很有精神，不會再去找哪裡有空位坐了。—— 50 幾歲女性，1 個月減 2kg
- 雖然也還是會外食，但是稍微多吃的那一天，只要不吃晚餐就好，因此在進行週一斷食計畫期間，並不會太難熬。而且真的感覺到代謝力變好了。—— 40 幾歲女性，1 個月減 3kg
- 一餐只吃 2 個拳頭大的分量，餐費減少了，相對的會改買比更優質的食材，美食日也會嚴選自己真正想吃的食物，讓吃東西變成一種樂趣。—— 40 幾歲，1 個半月減 7.7kg
- 會提醒自己在 12 點前就寢，不再浪費時間看電視，結果竟然比平時早 1 個半小時起床。現在每天都有時間做便當，餐費（外食費）也減少了。—— 30 幾歲女性，1 個月減 7.7kg
- 開始執行週一斷食後，變得很容易流汗。不但肌膚變美了，吃少少也覺得很飽足。身體變輕盈，睡眠品質也變好了。—— 30 幾歲女性，2 個月減 8.2kg
- 六日可以吃碳水化合物，除了斷食日以外都能喝酒，這兩點規定最棒了！—— 40 幾歲女性，5 個半月減 11.2kg

早餐 加了肉桂粉，突然就變得豪華了！

肉桂蘋果泥優格

材料（1人份）

蘋果…1/4 個
無糖優格…100g
肉豆蔻粉或肉桂粉
（依個人喜好）…適量

作法

蘋果連皮磨成泥，擺在優格上頭，再依個人口味撒上肉豆蔻粉或肉桂粉。

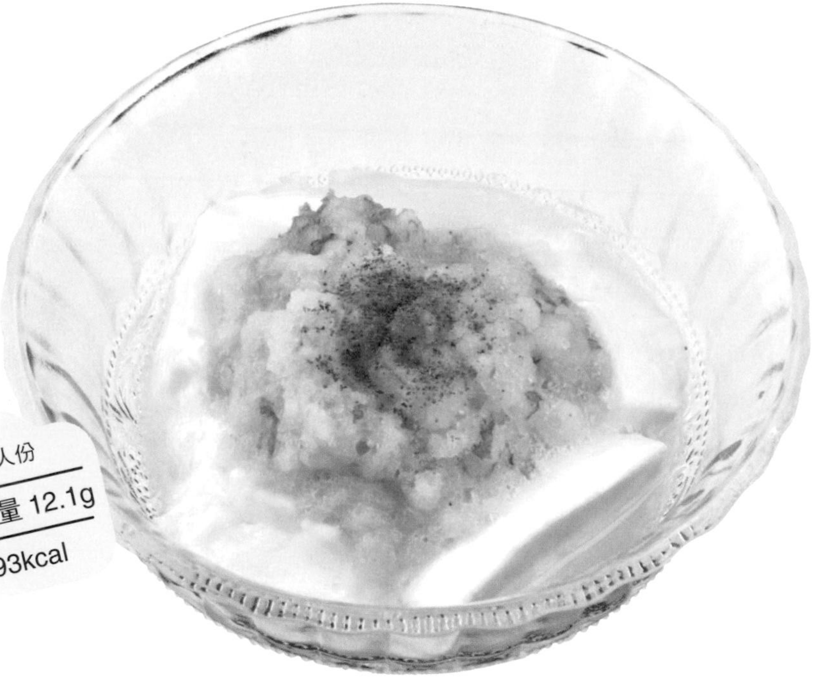

1 人份
含醣量 12.1g
93kcal

早餐 前一天做好，放一晚就可以吃了～

果乾優格

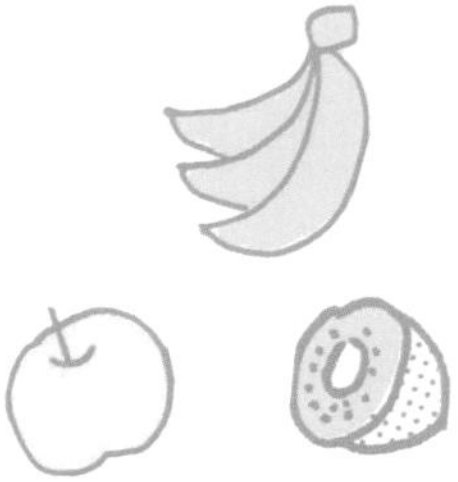

材料（1人份）

無糖優格…1 盒（400g）

果乾（鳳梨等等）…75g

作法

直接將果乾倒入整盒優格裡攪拌一下，放入冷藏庫冰一個晚上，然後取適量享用。

1 人份

含醣量 27.9g

170kcal

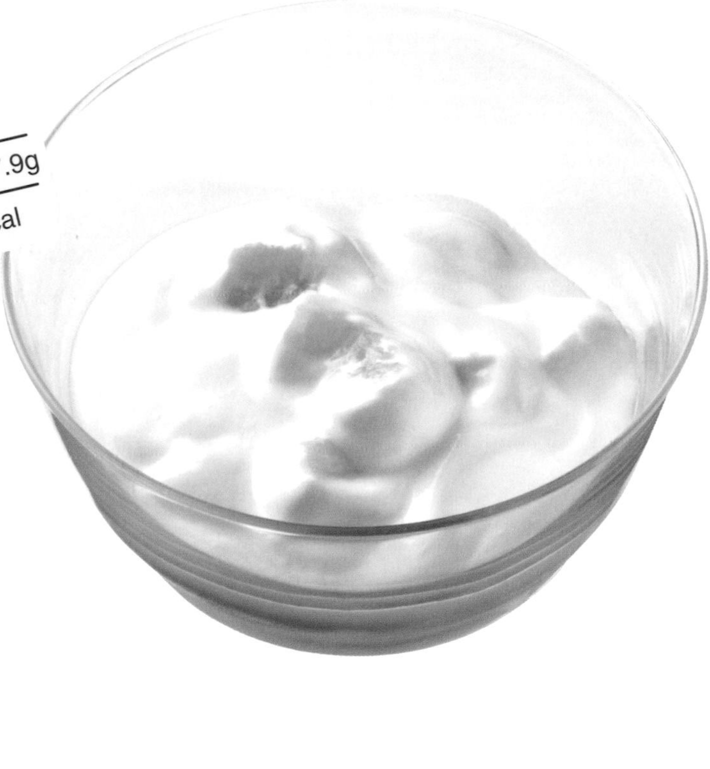

早餐 超簡單、營養均衡的早餐

香蕉優格果昔

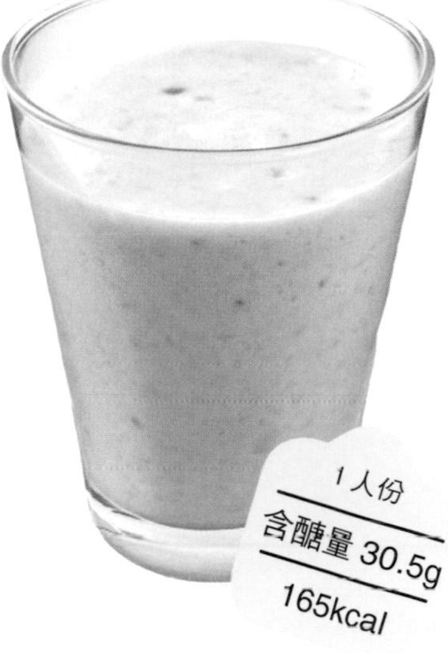

材料（1人份）

無糖優格…100g

香蕉…1 根

作法

將材料倒入調理機中攪打，就完成了。準備 1 人份果昔時，使用手動式切碎器會更加方便。

POINT

吃不到優格的酸味，推薦給不敢吃優格的人試看看。

早餐 豪華得像套餐料理的前菜

水蜜桃優格西班牙凍湯

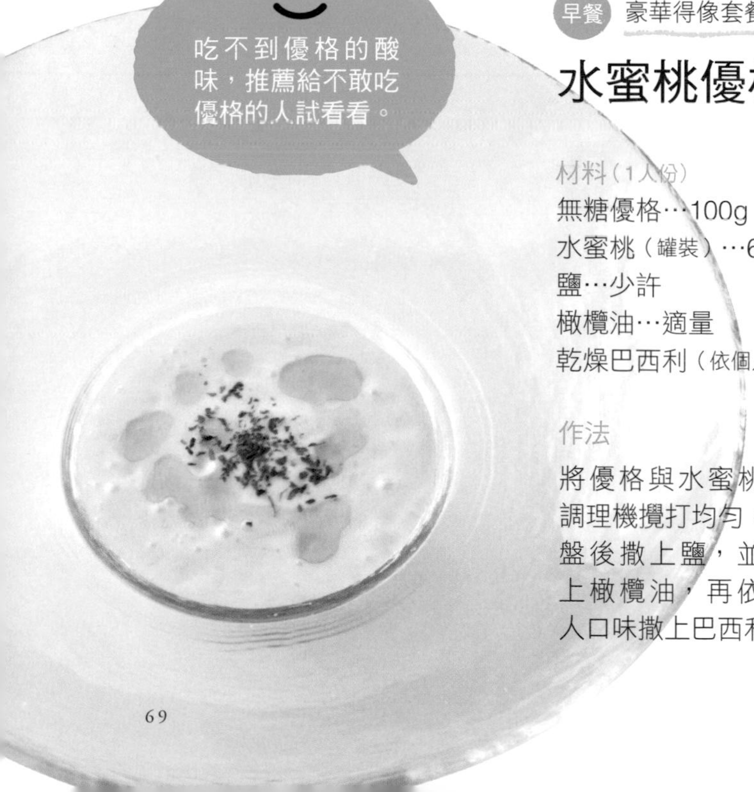

材料（1人份）

無糖優格…100g

水蜜桃（罐裝）…60g（1/2 個）

鹽…少許

橄欖油…適量

乾燥巴西利（依個人喜好）…適量

作法

將優格與水蜜桃用調理機攪打均勻，盛盤後撒上鹽，並淋上橄欖油，再依個人口味撒上巴西利。

1人份

含醣量 16.7g

152kcal

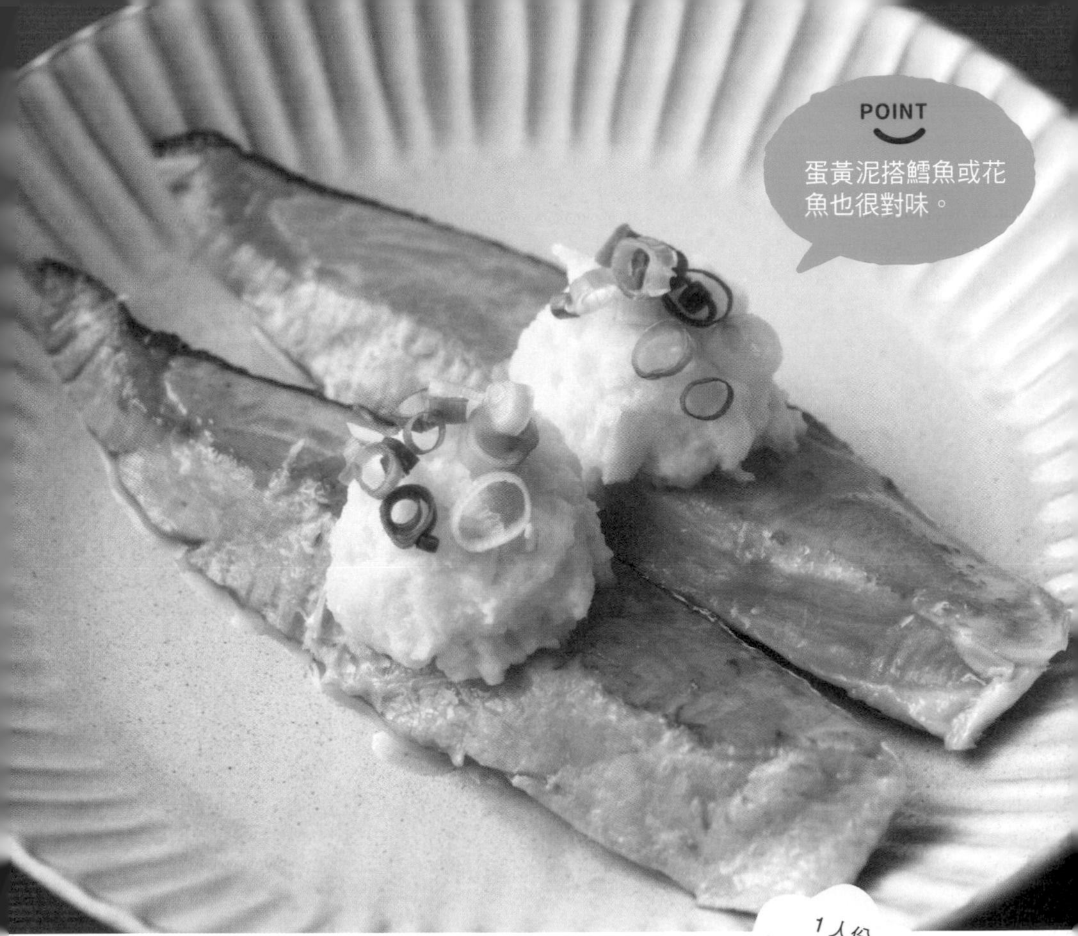

1人份
含醣量 1.0g
213kcal

午餐 顏色鮮豔誘人，最佳燃脂食譜

鮭魚佐蛋黃泥

材料（2人份）

鹹鮭魚（切片）…2片
白蘿蔔…120g（約5cm）
蛋黃…1個蛋的分量
沙拉油…2小匙
青蔥（切成蔥花）……適量

作法

1 沙拉油倒入平底鍋中勻開，以中火將鮭魚兩面煎熟後盛盤。
（*鮭魚煎太久，肉質會變硬，所以要利用平底鍋的餘熱把魚肉煎至鬆軟。）

2 白蘿蔔磨泥後瀝乾水份，與蛋黃充分攪拌均勻，擺在1上，再撒上青蔥。

午餐 風味鮮醇有層次的清爽午餐

豬肉梅干菠菜料理

1 人份
含醣量 2.0g
353kcal

材料（2 人份）
菠菜…200g
豬五花…160g
梅干（薄鹽）…大顆的 1 個
酒…5 大匙
白高湯…1 大匙
鹽…適量

作法

1 菠菜切成 4 等分，豬五花切成 4 ～ 5cm 寬。

2 將菠菜鋪在小鍋內，上面擺上豬五花，正中央放上梅干。倒入酒和白高湯後蓋上鍋蓋，以小火煮 15 分鐘。享用時將梅干攪碎，同時依個人口味加鹽享用。

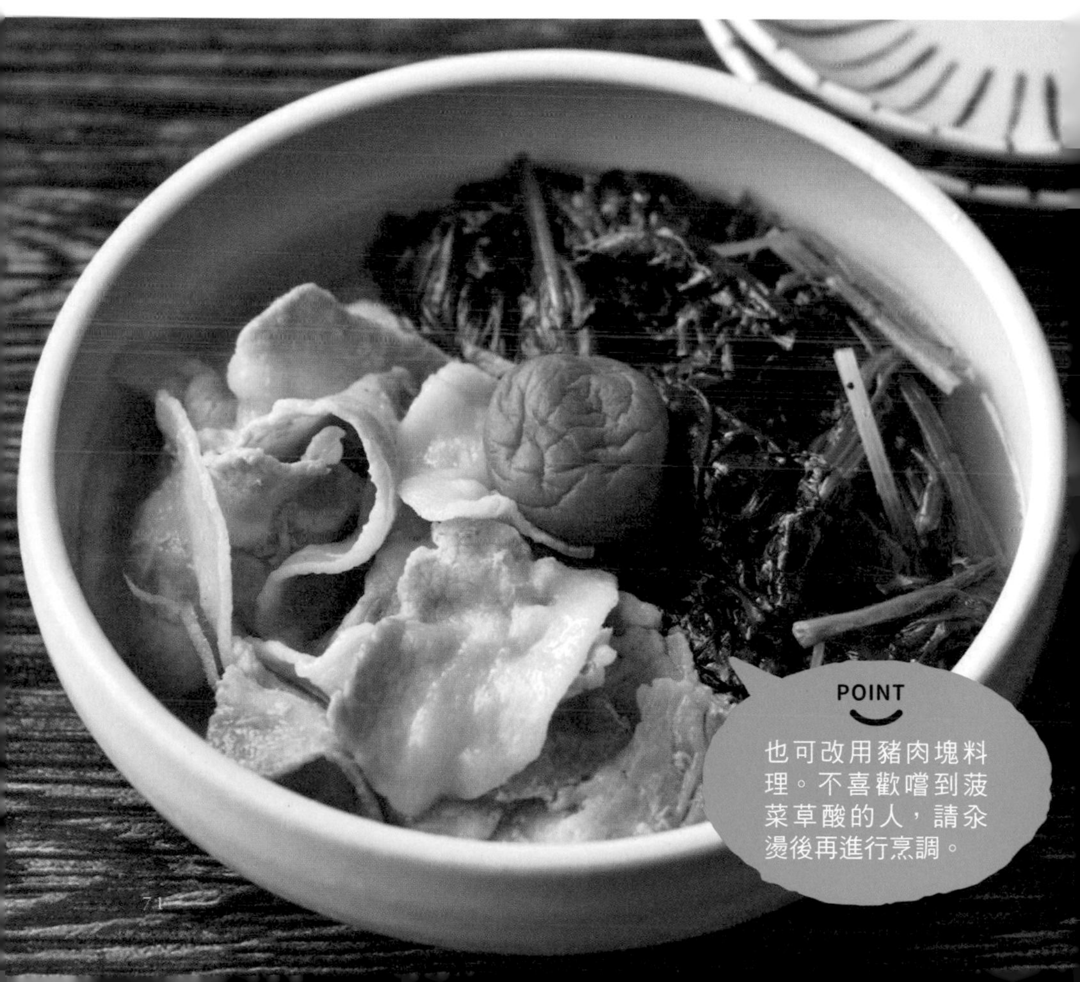

POINT
也可改用豬肉塊料理。不喜歡嚐到菠菜草酸的人，請汆燙後再進行烹調。

「明明是低醣料理，但超級美味！就連治療院的工作人員也讚不絕口～」——關口賢

午餐 豆腐也能吃得很飽足！

蔥鹽豆腐排

網路超人氣銅板餐！
變身日式版本

材料（2人份）

豆腐（木綿豆腐）…1盒（300g）
日本大蔥…1/4根
A 鹽…1/5小匙
酒…1大匙
鮮味調味料…撒3下
粗黑胡椒粒…適量
麻油…1大匙

作法

1 豆腐片半成牛排狀，日本大蔥切成蔥花。

2 油倒入燒熱的平底鍋中勻開，豆腐輕輕地撒上鹽（分量外），以中火煎至雙面呈現美味的金黃色澤後盛盤。

3 用同一把平底鍋直接將蔥炒一炒，以材料A調味後擺在2上。最後再撒上胡椒。

POINT
也推薦大家淋上檸檬汁，享受清爽好滋味。

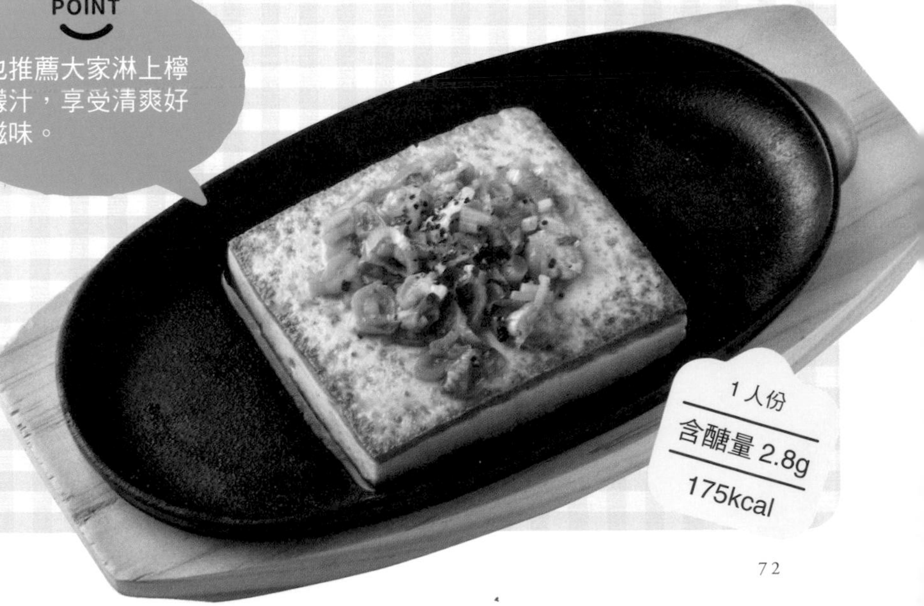

1人份
含醣量 2.8g
175kcal

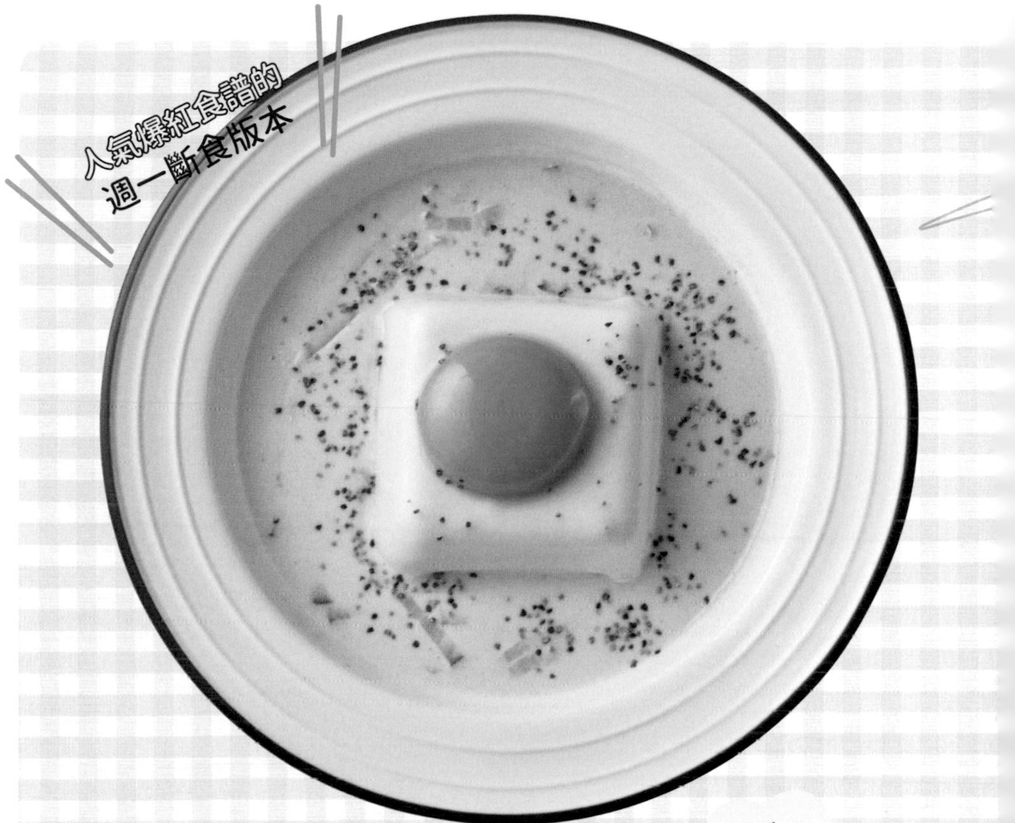

1人份
含醣量 9.6g
361kcal

午餐 作者大推！「好食」就是這麼美味

日式培根蛋豆腐

材料（2人份）
豆腐（嫩豆腐）
…小盒的1盒（150g）
培根（切絲）…20g
豆漿…80ml
麵味露（3倍濃縮）…1大匙
起司片（可融化）…1片
蛋黃…1個蛋的分量
粗粒黑胡椒（依個人口味）
…適量

作法

1. 豆腐放在耐熱容器的正中央，周圍淋上豆漿和麵味露後，撒上培根。起司擺在豆腐上。
2. 以微波爐（600W）加熱2分30秒左右。用湯匙將蛋黃擺在豆腐中央挖洞處，再依個人口味撒上胡椒即可完成。

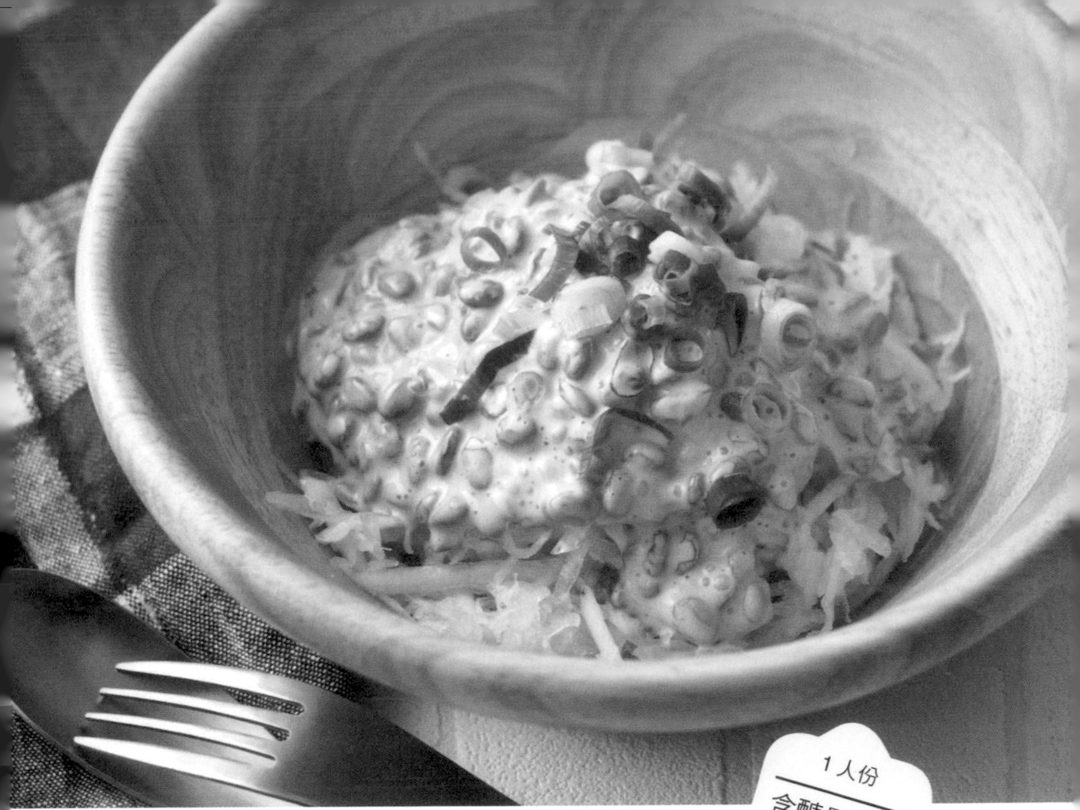

1人份
含醣量 5.2g
136kcal

午餐 幫助好菌增加的「腸快」食譜

納豆白蘿蔔沙拉

材料（2人份）
納豆…1盒
美乃滋…1又1/2大匙
白蘿蔔…180g（約7cm）
柚子醋…適量
青蔥（切成蔥花）…適量

作法

1 將芥末和美乃滋淋在納豆上，再充分攪拌均勻。

2 將1淋在切絲的白蘿蔔上，以畫圈方式淋上柚子醋後，再撒上青蔥。

午餐 超低熱量，超低醣質的美肌好食

嫩煎蒟蒻佐韭菜醬油

材料（2人份）

韭菜…1/2 把
蒟蒻…1 片
麻油…2 小匙
A | 醬油…1 大匙
　| 鮮味調味料…撒 3 下

作法

1 韭菜切碎後與材料 A 拌勻，靜置 5 分鐘左右調製成韭菜醬油。

2 蒟蒻以溫水充分搓洗乾淨，在兩面劃出格子狀刀痕。

3 麻油倒入平底鍋中勻開後以中火加熱，蒟蒻輕輕地撒上鹽（分量外），將兩面確實煎過。煎好後切成 1cm 寬，再淋上 1 的韭菜醬油。

1 人份
含醣量 1.4g
115kcal

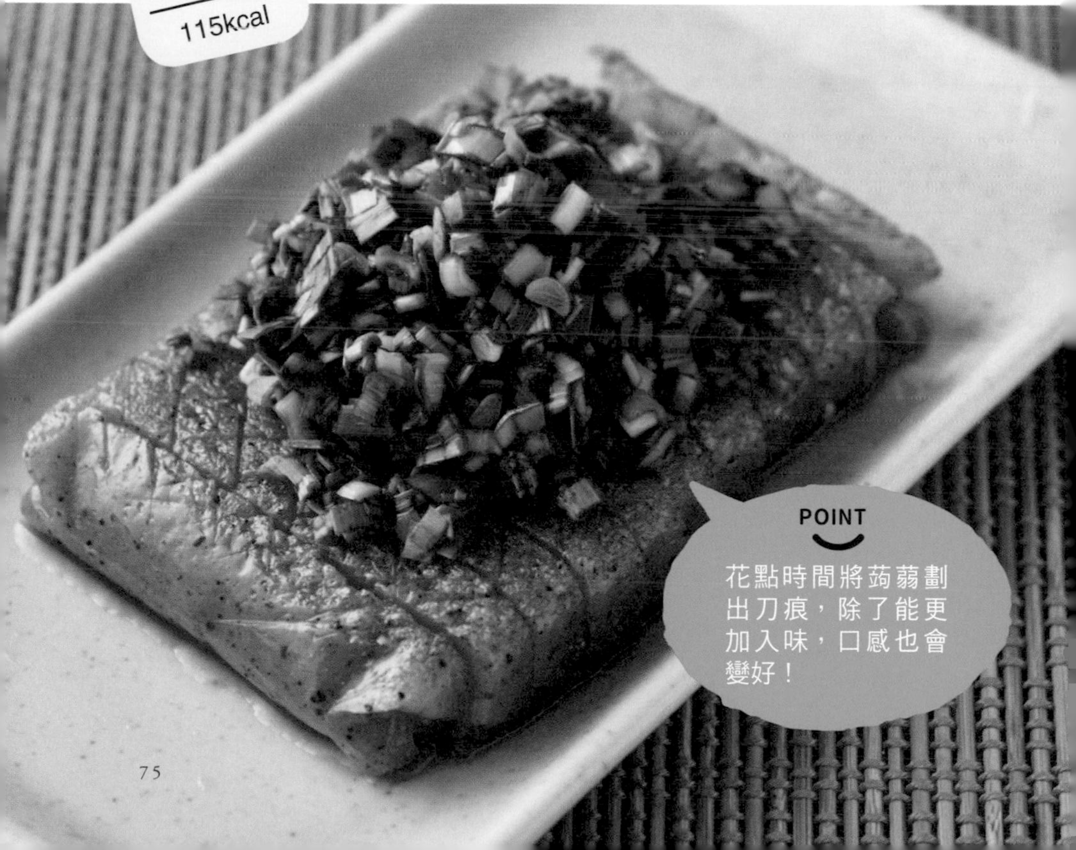

POINT

花點時間將蒟蒻劃出刀痕，除了能更加入味，口感也會變好！

午餐 爽脆口感，好吃到停不下來

豆芽菜
炸彈肉丸便當

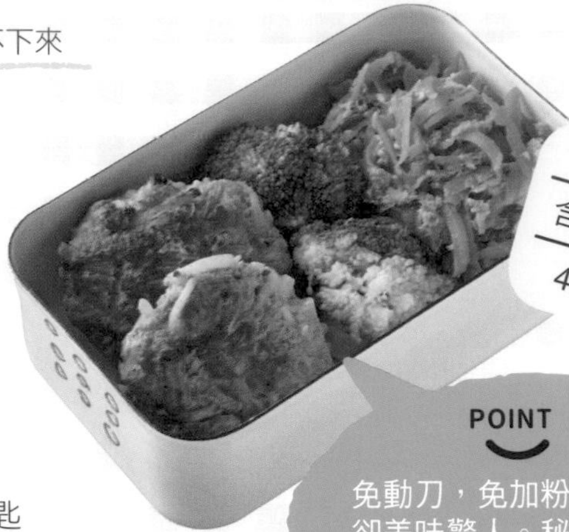

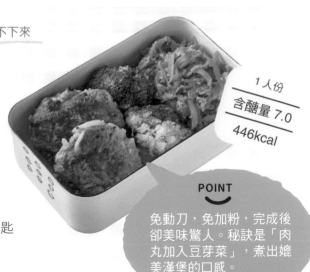

1人份
含醣量 7.0
446kcal

POINT
免動刀，免加粉，完成後卻美味驚人。秘訣是「肉丸加入豆芽菜」，煮出媲美漢堡的口感。

【炸彈肉丸】

材料（2人份）
豬絞肉…170g
豆芽菜…100g
中華調味料（醬）…1/2 小匙
鹽、粗粒黑胡椒…適量
麻油…1 大匙

作法

1 除了麻油以外的材料全部倒入調理盆中，一面將豆芽菜輕輕折斷，同時充分揉和均勻。

2 將 1 分成 4 等分後，逐一滾圓整型。

3 在燒熱的平底鍋中倒入麻油，以中火將 2 煎至熟透為止。

【水煮青花菜】

材料（2人份）
青花菜…3 朵（約 50g）
鹽…適量

作法

青花菜切小塊後，以鹽水汆燙 2 分鐘左右，即可起鍋。

【紅蘿蔔炒蛋】

材料（2人份）
紅蘿蔔…1 根（150g）
A | 麻油…1 大匙
　| 酒…1 大匙
　| 白高湯…1 大匙
蛋…1 個
鹽、粗粒黑胡椒…適量

作法

1 紅蘿蔔以流水充分洗淨，連皮直接切絲後，與材料 A 一同倒入耐熱容器中，輕輕地罩上保鮮膜，以微波爐（600W）加熱 2 分鐘。

2 蛋加入 1 後，將全部材料攪部均勻，再次輕輕地罩上保鮮膜，加熱 1 分 30 秒。最後以鹽、胡椒調味即可完成。

午餐 不吃飯，也能大大滿足

「1道主菜＋2道蔬菜的完美便當！」──關口賢

健康豆腐炒飯便當

【蒸青椒】

材料（2人份）

青椒…3個
酒…1大匙
柴魚…適量
鹽…適量

作法

青椒放入耐熱容器後淋上酒，輕輕地罩上保鮮膜，再以微波爐（600W）加熱4分鐘，最後撒上柴魚和鹽。

【小蕃茄】

洗乾淨後，直接放進便當就好了。

【豆腐炒飯】

材料（2人份）

豆腐（木綿豆腐）…1盒（300g）
沙拉油…1大匙
豬肉片（切碎）…60g
日本大蔥…1/8根
A 鮮味調味料…1/3小匙
　鹽…1/3小匙
　粗粒黑胡椒…適量
酒…1大匙
麻油…少許

作法

1 平底鍋以大火加熱，將豆腐炒乾炒碎後取出備用。
2 沙拉油倒入同一把平底鍋中，勻開後拌炒豬肉。
3 將豬肉撥到角落，加入1和日本大蔥後迅速翻炒所有材料，再以材料A調味。最後以畫圈方式淋上酒和麻油。

1人份
含醣量 6.1g
279kcal

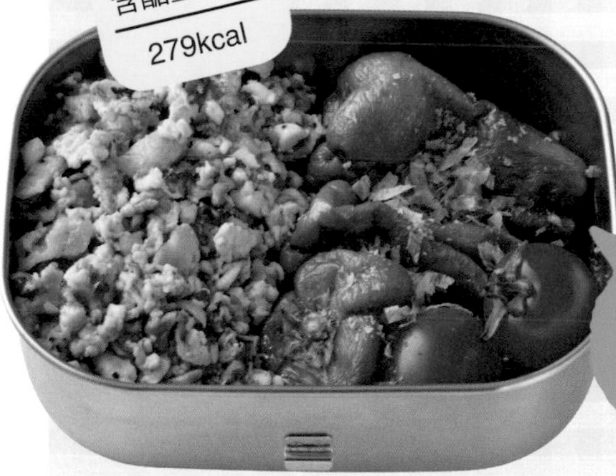

POINT

將豆腐想像成米粒，仔細地加以炒碎。青椒加熱後苦味就不見了，小朋友也敢吃。

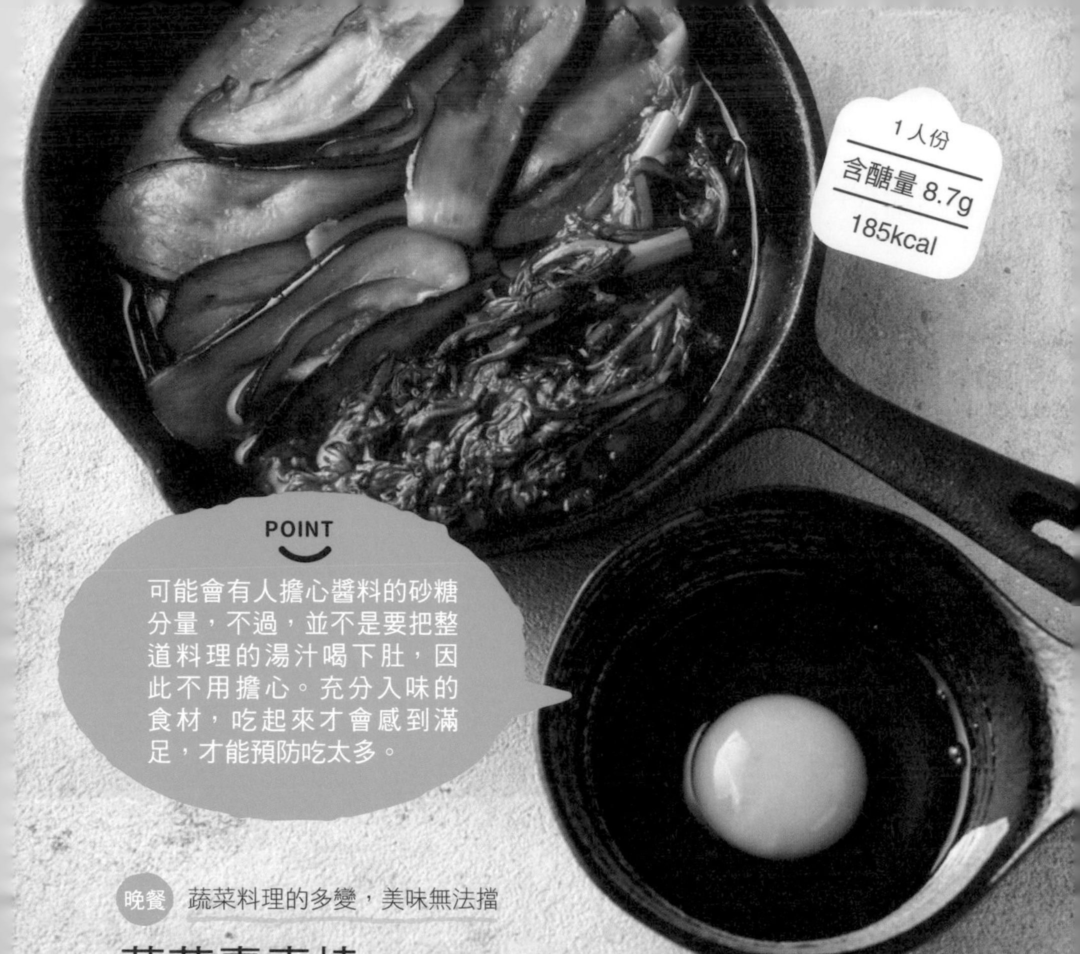

1人份
含醣量 8.7g
185kcal

POINT

可能會有人擔心醬料的砂糖分量，不過，並不是要把整道料理的湯汁喝下肚，因此不用擔心。充分入味的食材，吃起來才會感到滿足，才能預防吃太多。

晚餐 蔬菜料理的多變，美味無法擋

蔬菜壽喜燒

材料（2人份）

茄子…3根（240g）
春菊…70g
*也可換成自己喜歡的葉菜類
沙拉油…3大匙
A 麵味露（3倍濃縮）…3大匙
砂糖…1大匙
水…1又1/3大匙
蛋…1個

作法

1 茄子縱切成5mm寬的細長狀，春菊切成3等分，將材料A攪拌均勻後備用。
2 沙拉油倒入燒熱的平底鍋中，以中火將茄子煎至稍微上色、變透明為止。
3 直接將春菊倒入平底鍋中，再加入材料A，加熱至蔬菜軟爛為止。最後沾蛋享用。

晚餐 能消除水腫又具美肌效果

特製紅蘿蔔好飽湯

材料（2人份）

紅蘿蔔…2根（300g）
橄欖油…2大匙
A | 水…350ml
  | 高湯粉…多過1小匙
鹽、粗粒黑胡椒…適量

作法

1 紅蘿蔔連皮充分洗淨，無需擦乾，直接將每1根分別用保鮮膜包起來，以微波爐（600W）加熱8～10分鐘。用菜刀去蒂後稍微切碎，小心以免燙傷。

2 橄欖油倒入平底鍋中以中火燒熱，加入1和材料A後煮5分鐘左右。最後撒上鹽、胡椒。

1人份
含醣量 11.8g
180kcal

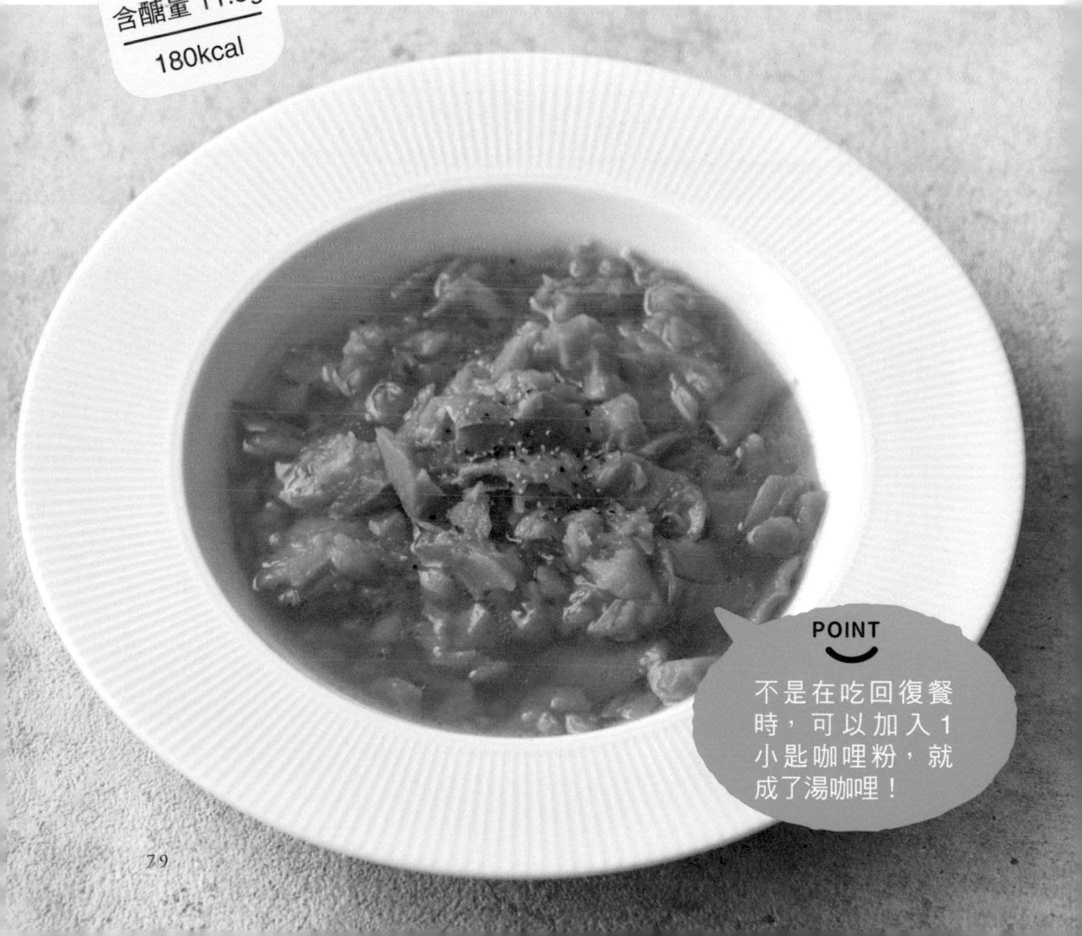

POINT
不是在吃回復餐時，可以加入1小匙咖哩粉，就成了湯咖哩！

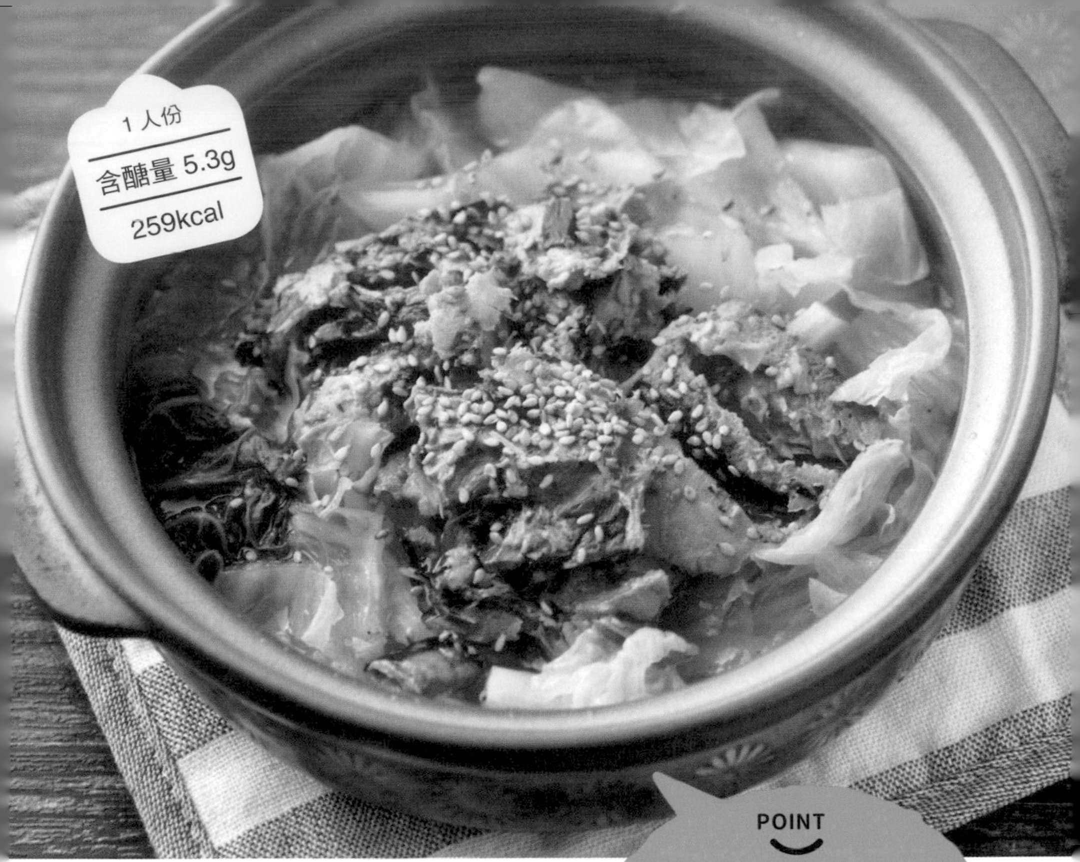

POINT

最適合的鍋子為 1 人用（6 號）的土鍋。白菜經燉煮後會縮水，因此一開始可將白菜盡量塞滿整鍋。

晚餐 富含可消除內臟脂肪的 EPA

白菜青花魚無水鍋

材料（2 人份）

青花魚水煮罐頭
…1 罐（150g）
白菜…1/6 個（約 300g）
麻油…1 大匙
酒…4 大匙
白芝麻…適量
柚子醋 or 鹽…適量

作法

1 在小鍋中塞滿大略切成 1cm 寬的白菜，青花魚罐頭稍微攪散後，連同湯汁倒入鍋中，再加入芝麻、油、酒。

2 蓋上鍋蓋後以小火燉煮約 20 分鐘。最後撒上白芝麻，再撒上柚子醋或鹽享用。

晚餐 連高麗菜芯都香甜好吃

雞肉高麗菜一人鍋

材料（2人份）

高麗菜…1/2 個
即食雞胸肉（原味）
……120g
水…700ml
高湯粉…2 小匙
鹽、粗粒黑胡椒…適量
乾燥巴西利（可省略）
…適量
芥末籽（依個人喜好）
…適量

作法

1 高麗菜切成4等分後放入鍋中，即食雞胸肉用手撕碎，擺在高麗菜上。

2 倒入水和高湯粉後蓋上鍋蓋，以中火煮約 20 分鐘，直到高麗菜芯能用筷子輕鬆刺穿為止。以鹽、胡椒調味，撒上巴西利，最後依個人口味沾芥末籽享用。

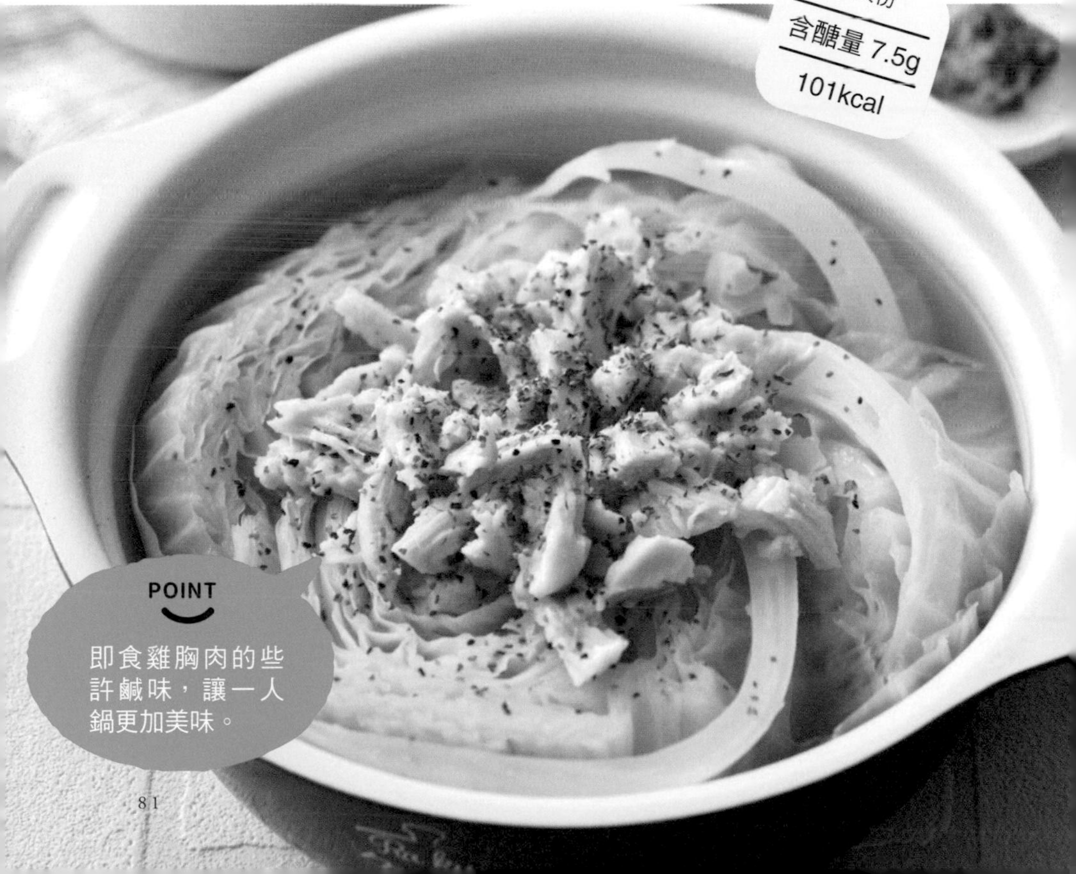

1人份
含醣量 7.5g
101kcal
POINT
即食雞胸肉的些許鹹味，讓一人鍋更加美味。

晚餐　一鍋滿滿濃醇又溫和的風味

青花菜海瓜子豆漿鍋

1 人份
含醣量 3.1g
68kcal

材料（2 人份）

橄欖油…2 小匙
生薑（切絲）…5g
海瓜子…160g
青花菜…1/2 株（150g）
A　原味豆漿…200ml
　　水…100ml
　　白高湯…2 大匙
鹽…適量

作法

1 橄欖油倒入小鍋中匀開後以中火加熱，將生薑爆香後，倒入海瓜子繼續拌炒。

2 海瓜子打開後，倒入分成小朵的青花菜和材料 A，再以小火煮約 8 分鐘，起鍋前以鹽調味。

POINT

日西合併的滋養補湯，以生薑來提味。也可使用去殼海瓜子，就無須拌炒，和青花菜同時下鍋即可。

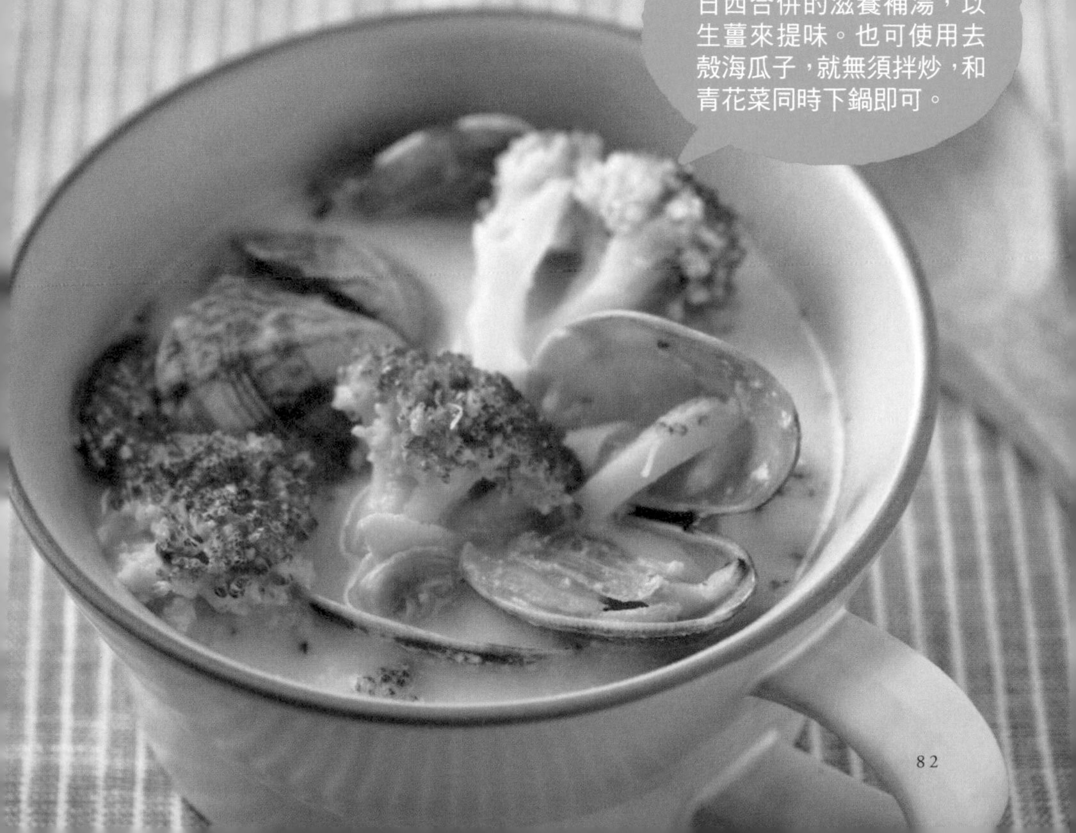

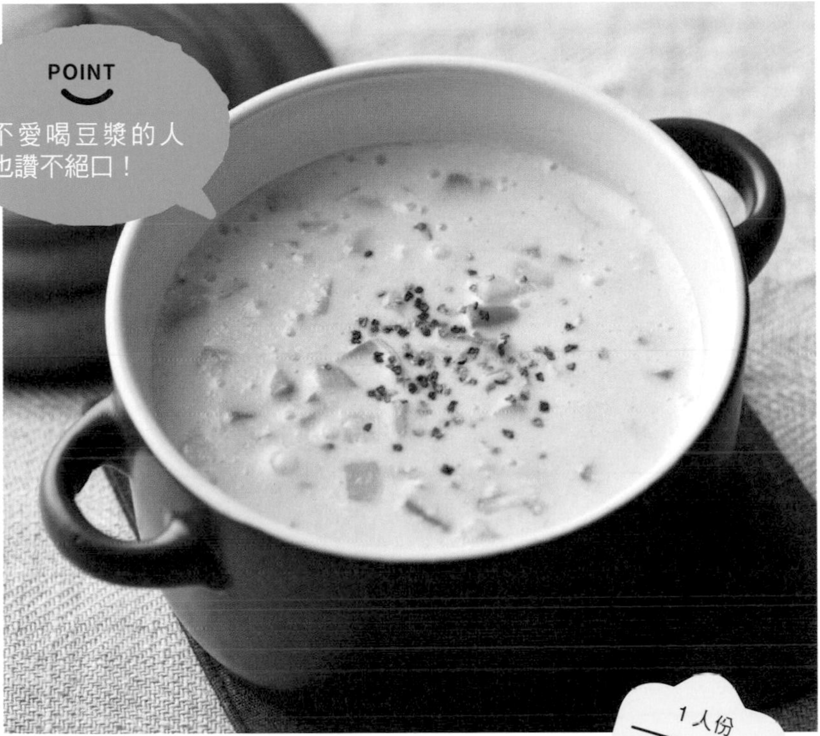

1 人份
含醣量 12.6g
250kcal

晚餐 用奶油香氣帶出正統巧達濃湯的滋味

豆漿巧達濃湯

材料（2 人份）

洋蔥…1/2 個
紅蘿蔔…1/2 根（75g）
培根…40g
奶油…15g
鹽、粗粒黑胡椒…適量
成分無調整的豆漿…360ml
高湯粉…2 又 1/2 小匙

作法

1 洋蔥、紅蘿蔔切成 5mm 的小丁，培根切成 5mm 寬。

2 奶油倒入鍋中融化後轉成中火，倒入洋蔥、紅蘿蔔、培根，輕輕地撒上鹽、胡椒，再充分拌炒均勻。

3 倒入豆漿、再加入高湯粉後，轉成中小火，煮約 5 分鐘左右即可完成。

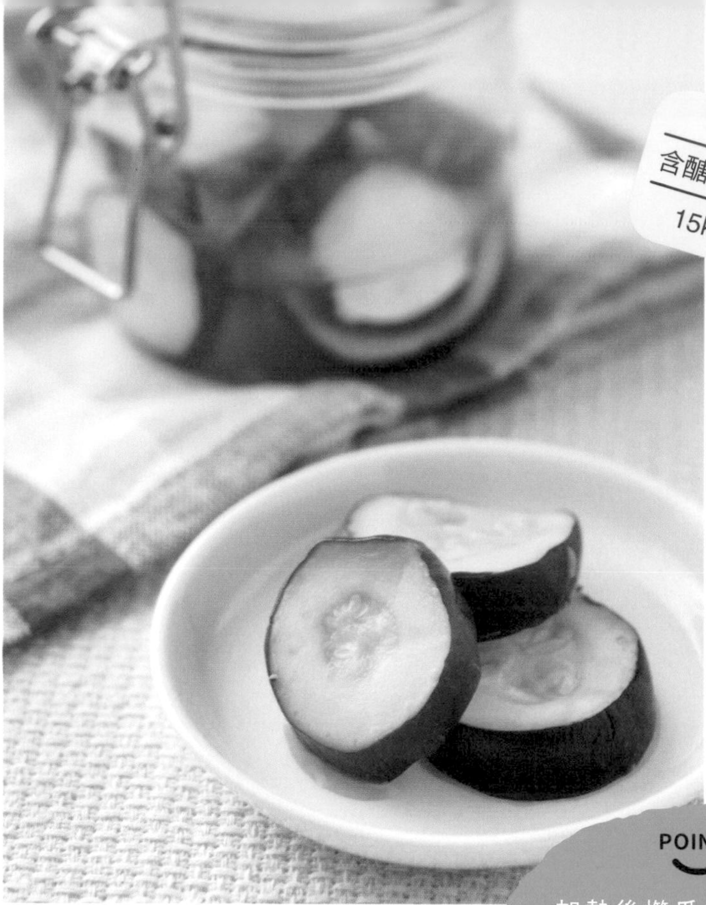

POINT

加熱後櫛瓜會更快入味，因此冰入冷藏庫 15 分鐘後即可享用。醃漬一晚則會更加美味！

晚餐 讓人愛不釋口的酸味！

簡易酸櫛瓜

材料（2人份）

櫛瓜…1根

A
- 醋…2大匙
- 水…1大匙
- 砂糖…1又1/2小匙
- 鹽…1/4小匙
- 鮮味調味料…撒3下
- 粗粒黑胡椒…適量

作法

1. 櫛瓜切成1cm寬的圓片狀後排放於耐熱容器中，再輕輕地包上保鮮模，以微波爐（600W）加熱3分鐘。
2. 趁熱將1和材料A倒入食物夾鍊袋中，使空氣完全排出，讓櫛瓜片完全醃漬在調味液裡，再放入冷藏庫數小時至半天時間。

晚餐 最適合當作配菜

涼拌茄子泥

材料（2人份）

茄子…2根（180g）
蘘荷（切薄片）…1個
生薑（切片）…5g
A | 白高湯…1小匙
味噌…少於1大匙
青紫蘇…2片

作法

1 茄子洗淨後用叉子刺2個洞，每1根分別用保鮮膜捲起來，以微波爐（600W）加熱3分鐘。

2 將1的茄子去蒂後，與材料A一起放在切菜板上，一面切碎一面混合均勻。依個人喜好搭配上青紫蘇（分量外）後盛盤，再擺上蘘荷後享用。

1人份
含醣量 4.5g
41kcal

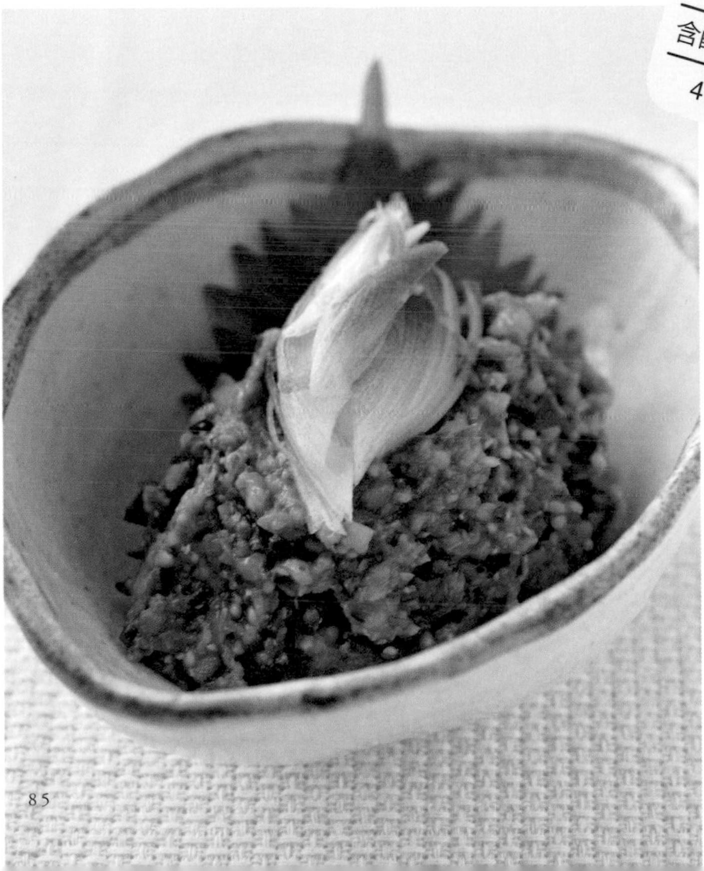

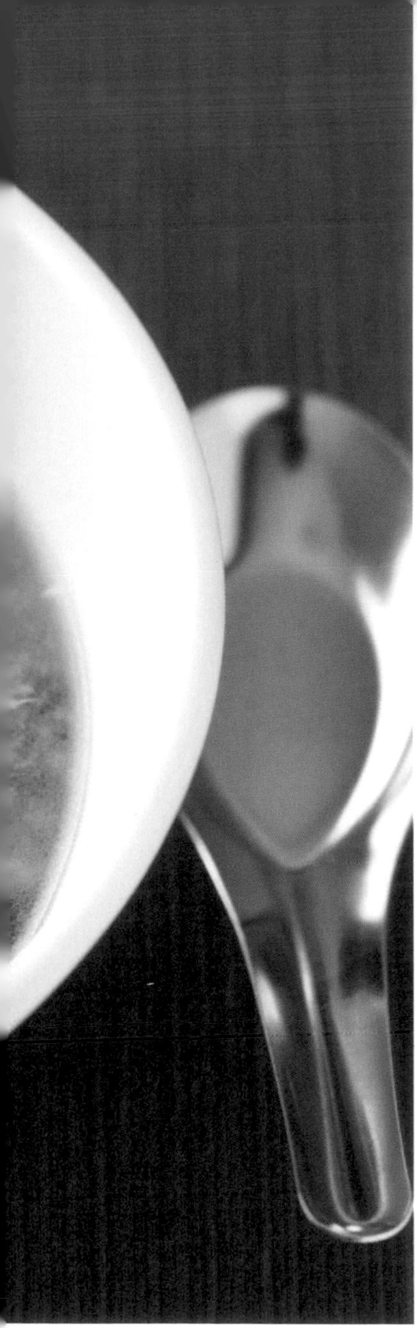

1 人份
含醣量 1.4g
115kcal

晚餐 讓人愛不釋口的酸味！

鴻喜菇酸辣湯

材料（2 人份）

鴻喜菇…1 包（100g）

A
- 中華調味料（醬）…1 小匙
- 水…320ml
- 麻油…2 小匙
- 酒…2 小匙
- 醬油…2 小匙

蛋…1 個
黑醋…2 小匙
青蔥（切成蔥花）…適量

作法

鴻喜菇切除根部、用手撕散後，連同材料 A 倒入小鍋中以中火加熱，待鴻喜菇煮熟後，倒入蛋液再熄火。最後加入黑醋輕輕攪拌均勻，並撒上青蔥。

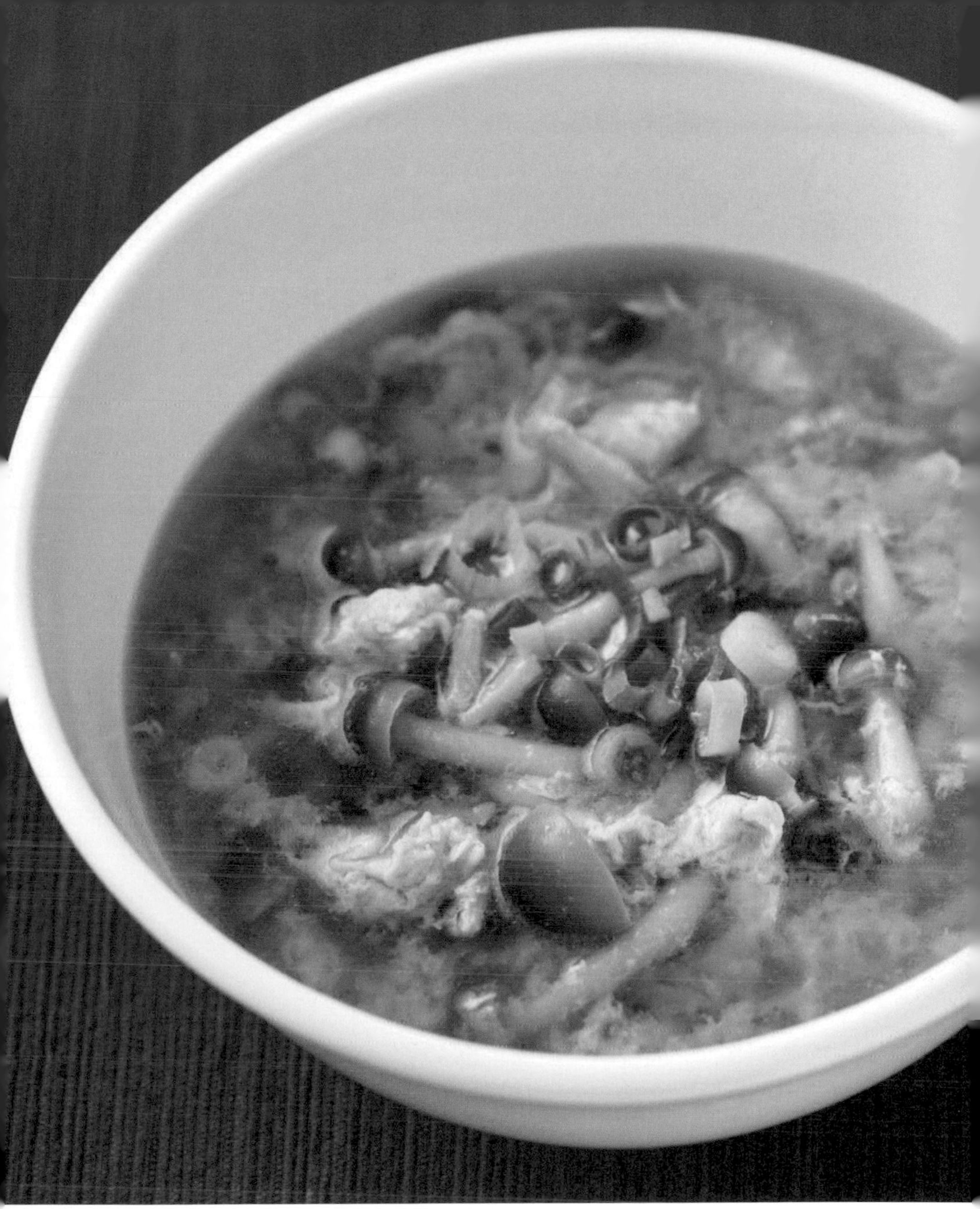

原來！超商是週一斷食的最佳盟友！

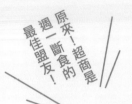

週一斷食族的好評大推

外食族的超商活用術

沒辦法在家下廚時，這些超商食品也 OK ！
方便、省時、不破功的即食料理全介紹

「有時候真的太累了，沒辦法下廚的時候，超商真的是救世主！沒想到低碳水化合物的即食食材，居然有這麼多種！」

這是週一斷食經歷達半年的一位四十幾歲主婦，與我分享的經驗談。在採訪週一斷食族的過程中，發現了多元地活用超商食品的方式。「現在的超商十分注重健康，蔬菜沙拉的種類繁多，怎麼吃都吃不膩。我最喜歡的吃法，就是蔬菜搭即食雞胸肉。這時再加顆溫泉蛋，更是美味無法擋。」（30多歲女性，編輯）

「無糖果乾和堅果，不知道拯救過我多少次！（笑）」（20多歲女性，業務）

關口賢先生也要提醒大家：「請大家好好善用超商，但是別讓收銀台前的炸物以及新推出的甜點給拐走囉！」

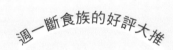

良食／午餐

即食雞胸肉

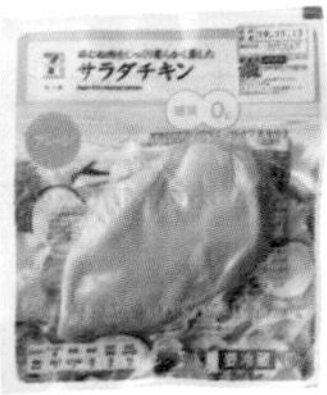

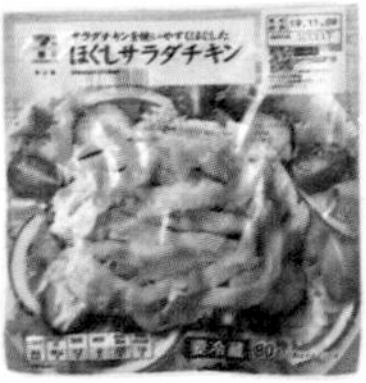

or

即食鮭魚

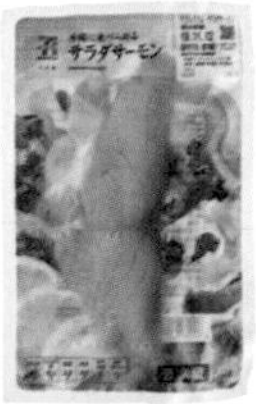

＋

主餐沙拉

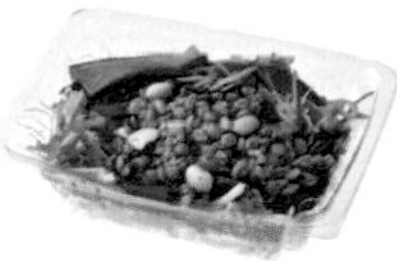

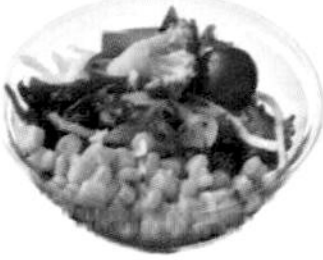

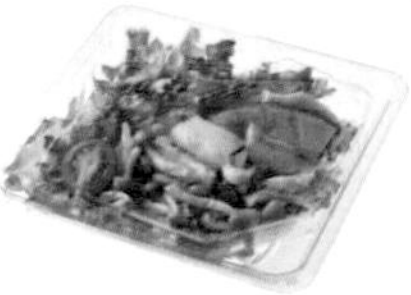

「加上蟹肉棒或溫泉蛋更好吃！還能和孩子一起吃。」
—— 40 多歲，主婦

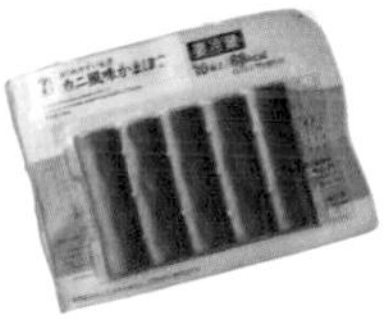

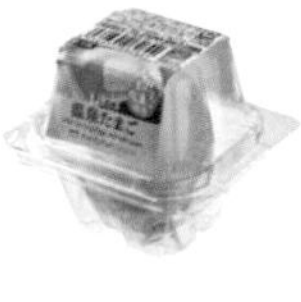

「習慣不加沙拉附贈的淋醬，改用平時放在辦公室備用的橄欖油和小包裝醬油。」
—— 30 多歲女性・行政人員

良食／晚餐

溫蔬菜湯

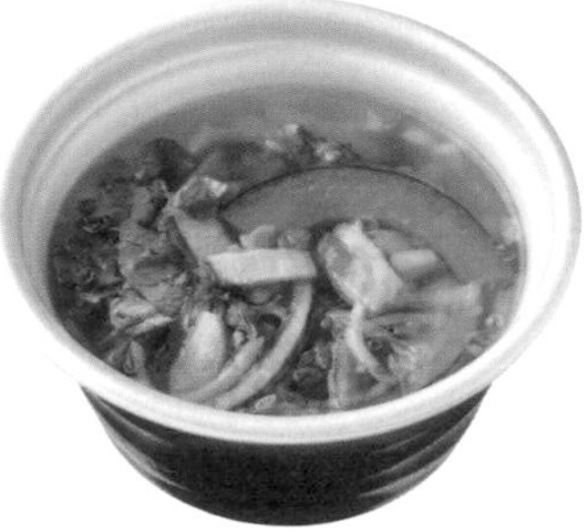

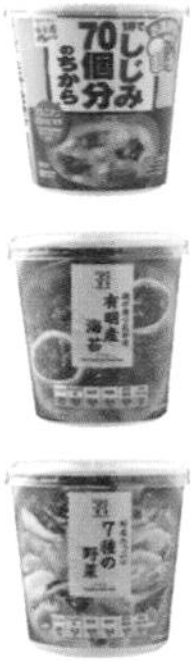

「我常喝熱湯溫暖身體，這樣就能分散掉空腹感。」
—— 40 多歲男性．SE

＋

「吃些杯裝的高級豆腐，或是適合當作副菜的料理，就會讓人很滿足。」
—— 50 多歲女性，綜合職

微波食品

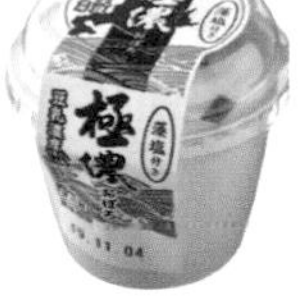

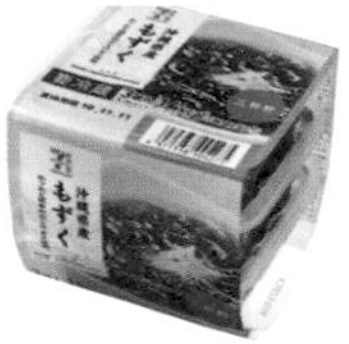

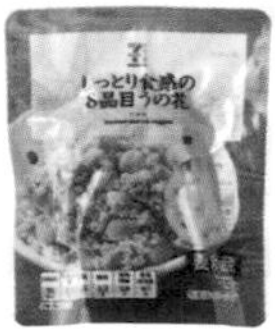

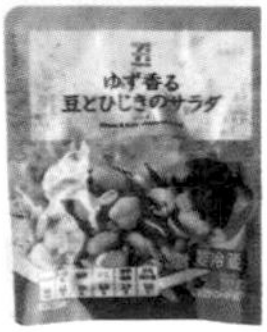

「仔細找就能找到類似『媽媽的味道』這類風味親切的熟食。」
—— 40 多歲．經營者

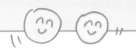

零食

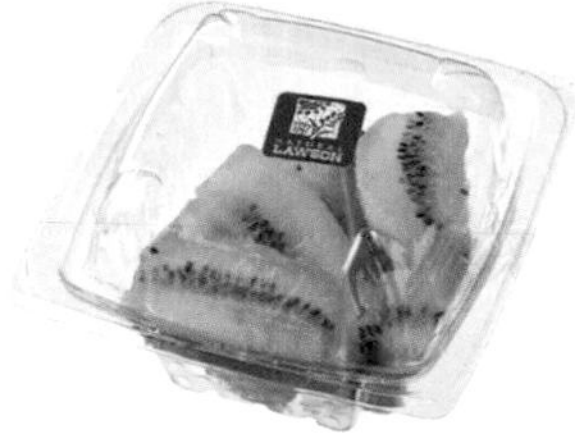

餓意實在耐不住時……可以吃些切塊水果、無鹽堅果類、無糖果乾、昆布糖等等

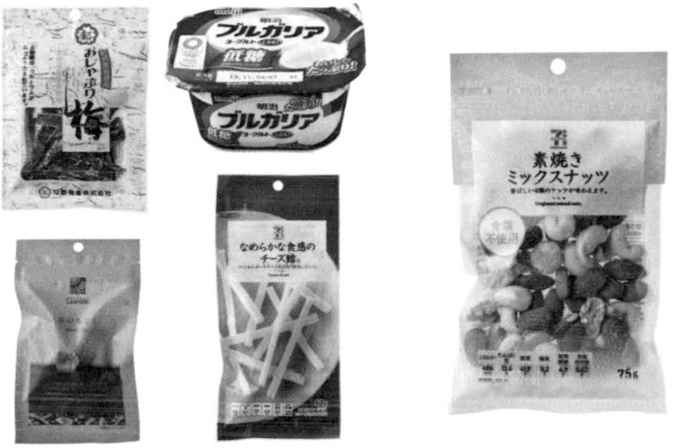

「無調味的堅果是斷食最佳幫手。起司鱈魚也是熱量超低，吃完又會很滿足，非常推薦。」
—— 40 多歲女性，櫃台人員

美食日

周末享受美食後，繼續努力！

POINT

- 享受「美食」時切記重質不重量。
- 每餐吃二個拳頭大的分量，並要大量喝水。

努力了五天之後，美食日就是犒賞自己的日子。包含碳水化合物在內，想吃什麼都行，盡情享受「美食乃人生一大樂趣」這件事吧！週一斷食計畫進行得愈順利的人，對於美食愈是講究，例如會去幾個月前就預約好的餐廳吃飯，十分重視吃東西這件事。就算稍微奢侈一些也無妨，親自下廚做些稍微費功夫的料理，和家人一同共享。

每次我在瀏覽網路上的分享時，總會看到有些人對於能不能吃速食或垃圾食物來犒賞自己，感到左右為難，現代人不自覺地將吃東西這件事變成例行公事，其實，培養正確觀念、盡情享用美食才最是重要的。

擔心斷食後肌肉量會下降的人，我十分推薦由 Ryuji 所設計、能充分攝取到蛋白質的美食菜單。雖然長達五天一直未攝取碳水化合物，但是只要在美食日、良食日的午餐，選擇優質蛋白質及好油脂，就不會對身體健康造成任何危害，所以請大家放心。

另外，攝取過多醣類對身體健康有危害，但也不是所有醣類都對健康有害。在美食日，適度攝取碳水化合物，其實並沒有壞處。許多人反應，週一斷食能讓人健康瘦下來、肌膚充滿光澤，這當中的秘訣，便在於美食日能夠均衡攝取到營養。

但是要記得，每餐還是要遵守（咀嚼後

COLUMN

週一斷食計畫中，哪些酒可以喝呢？

在良食日＆美食日的晚餐，是可以喝酒的。這是最受週一斷食族好評的斷食原則之一，但是基本上禁喝由米或麥製成，屬於「碳水化合物」的啤酒、日本酒，建議大家改喝燒酎、伏特加、琴酒等蒸餾酒，還有不要太甜的葡萄酒。

如果要喝罐裝水果調酒，以一罐為限，葡萄酒最多一至二杯。市售的水果調酒或沙瓦，有些含有大量醣類，因此請大家費點心思自己榨汁，想喝燒酎的話不妨加入梅干。

兩個拳頭大的分量，水也要確實喝足一．五至二公升。如果還能加上健走或適度運動的話，這樣的效果就更好了！週日的晚餐提早吃，並且吃些輕食，可以幫助你輕鬆地度過隔天的斷食日。

好好提升睡眠品質

人在睡眠期間，會分泌出生長激素，也稱作「瘦身賀爾蒙」，可促進脂肪燃燒。建議大家盡量在晚上十二點前上床，空腹就寢，使能量能用於代謝及修復。

想要獲得高品質的睡眠，必須讓副交感神經處於優勢，使身體呈現放鬆模式。這時我會建議大家，在家要明確切換身體的開關。舉例來說，下班後在家絕對不要工作，或是規定自己幾點以後完全不碰電子郵件或上網瀏覽文章。因為睡前一直盯著手機的藍光，大腦會處於興奮狀態而變得淺眠。

另外，若要強制切換自律神經的開關，建議大家洗洗溫冷浴。先讓自己泡在浴缸裡全身放鬆，接著在離開浴室時，在指尖和腳尖淋冷水，藉此使擴張的血管收縮，就能使副交感神經轉為優勢。而且睡前的一至二個小時入浴效果最佳，還能解決怕冷體質的問題。

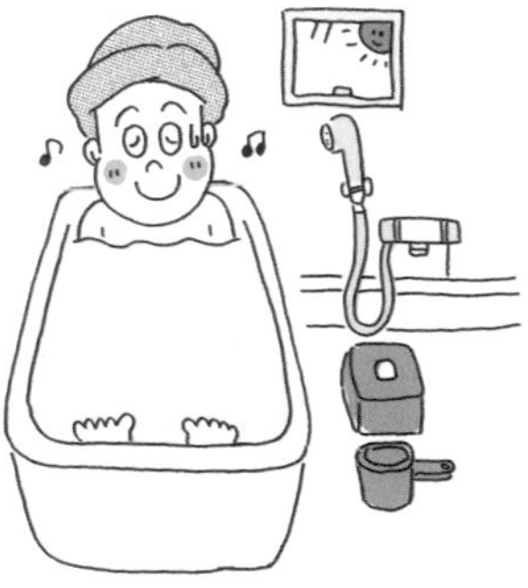

COLUMN

不小心吃太多？晚餐斷食就 OK

日常生活，某些日子總是會因為和朋友同事外出午餐、喝酒、旅行等因素，隨便一餐就吃了超過兩個拳頭大的分量。

週一斷食是為了讓大家能夠享受人生，並不需要嚴格到連朋友聚會都不能去。假使某些聚會只會讓人倍感壓力，當然能免則免，倘若真的很想參加時，請以自己的想法為優先。唯有讓週一斷食計畫毫無衝突地融入自己的生活模式當中，才能持之以恆。

發現自己幾餐下來吃得太多後，就靠「晚餐斷食」讓身體歸零！週一斷食族對於「晚斷」這個暱稱一定不陌生，許多人都親身體會過這種效果。午餐吃太多時，當天晚上就不吃。晚餐或是聚餐後食欲大開的話，隔天的早餐和午餐就吃良食菜單，晚上再斷食。並不是所有吃下肚的東西，都會立刻變成脂肪儲存起來，像這樣儘早因應最為理想。

控制一週內的飲食分量，讓吃進身體的醣類使用殆盡，就不會使人發胖。晚餐斷食後的隔天，早上就選擇回復餐，吃些不會造成腸胃負擔的飲食。

沒必要因為幾次過食，便一一否定自己，心生沮喪。週一斷食，做就對了，做錯了可以從頭再來好幾次，總之先做了再說！

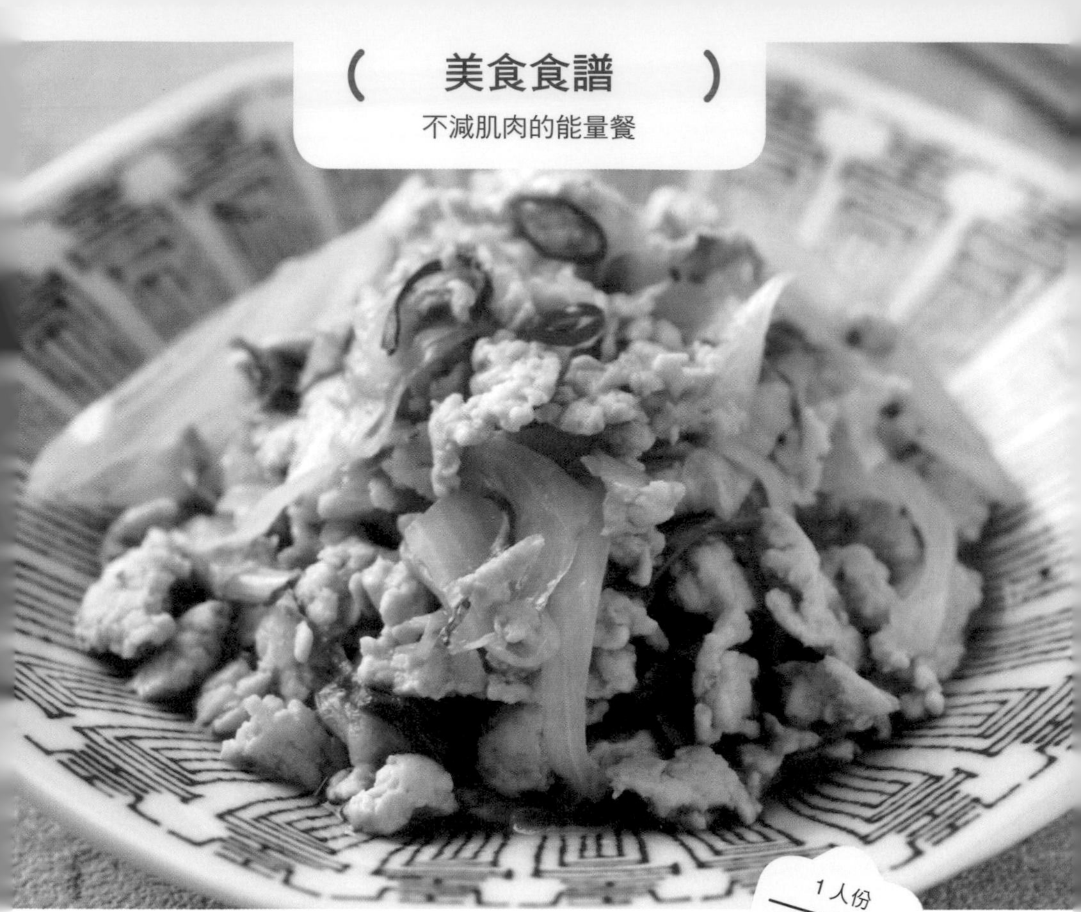

1人份
含醣量 1.7g
164kcal

含豐富 β - 胡蘿蔔素的抗老化料理

絞肉萵苣

材料（2人份）
萵苣…1/2 個（150g）
橄欖油…1 大匙
生薑（切絲）…5g
雞絞肉…100g
辣椒（切片）…1 根的分量
中華調味料（醬）…1/2 小匙
鹽、粗粒黑胡椒…適量

作法

1 萵苣切成 1cm 寬。橄欖油倒入平底鍋中勻開後以中火加熱，生薑爆香後，加入雞絞肉和辣椒拌炒。

2 倒入萵苣和中華調味料，蓋上鍋蓋再蒸煮幾分鐘。待萵苣變軟後拌炒均勻，最後以鹽、胡椒調味。

能量餐

適合搭配一杯酒小酌♪

夏威夷風涼拌鮭魚

材料（2人份）

酪梨…1 個

鮭魚（生魚片用）…120g

日本大蔥…1/3 根

A | 醬油…2 小匙
  | 麻油…2 小匙
  | 白高湯…1 又 1/2 小匙
  | 檸檬汁…1/2 小匙
  | 山葵（軟管裝）……2cm
  | 粗粒黑胡椒…適量

作法

酪梨和鮭魚切成 1.5cm 的丁狀，日本大蔥斜切成薄片，用攪拌均勻的材料 A 拌一拌即可完成。

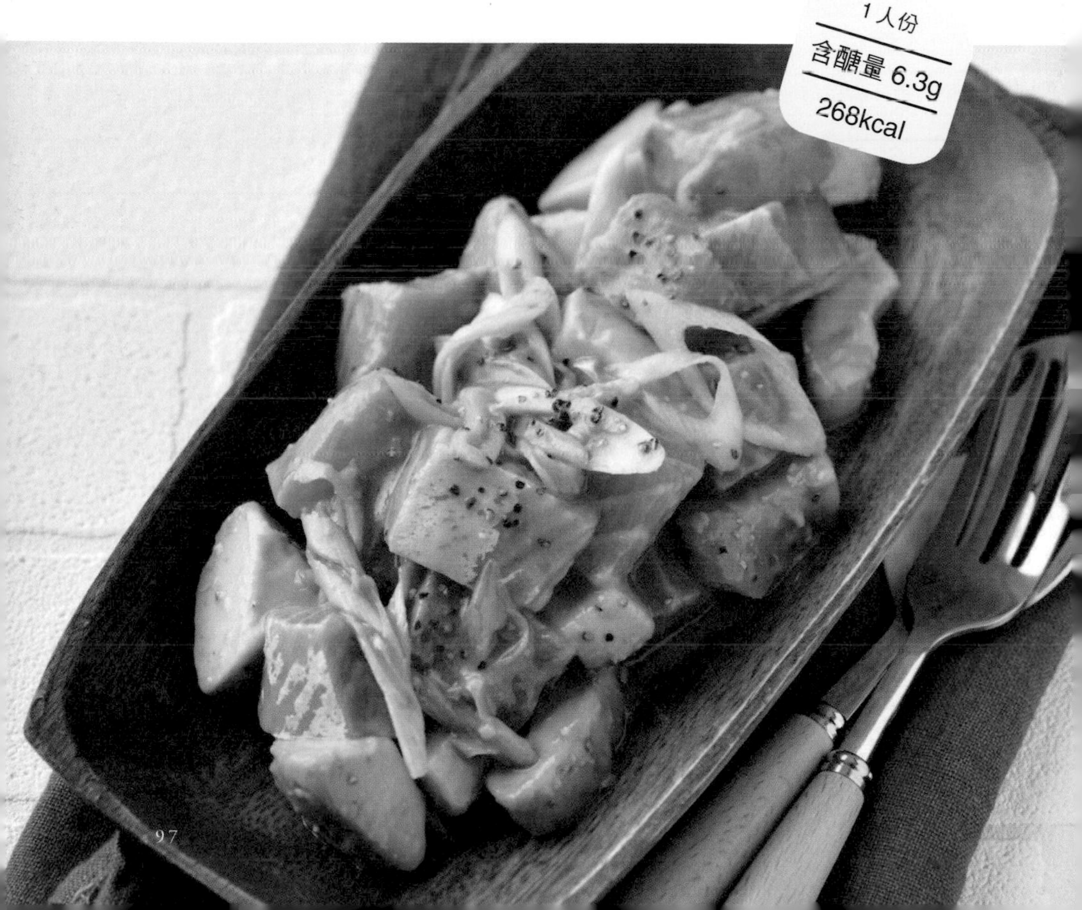

能量餐

一鍋到底，輕鬆做出西班牙家庭料理

西班牙番茄肉丸

1 人份
含醣量 11.6g
428kcal

肉丸材料（2 人份）
豬絞肉…220g
蒜頭（切末）…1 瓣
洋蔥（切末）…1/4 個
高湯粉…1 又 2/3 小匙
麵包粉…3 大匙
鹽、粗粒黑胡椒…適量
蛋…1 個
橄欖油…1 大匙

蕃茄醬材料（2 人份）
蒜頭（切末）…1 瓣
洋蔥（切末）…1/4 個
西洋芹（切末）…1/2 根（50g）
鹽、粗粒黑胡椒…適量
蕃茄罐頭（切塊）…1/2 罐
高湯粉…1 又 1/2 小匙
乾燥巴西利…適量

作法

1 將油以外的肉丸材料倒入調理盆中攪拌均勻，揉成一口大小的丸子狀（大約可做出 10 顆）。橄欖油倒入燒熱的平底鍋中勻開，以中火將所有肉丸煎至上色。

2 （以下皆為番茄醬材料）將蒜頭倒入 1 的平底鍋中，待爆香後加入洋蔥、西洋芹，再以鹽、胡椒調味，並與肉丸一同以中火輕輕拌炒。待蔬菜變軟後倒入蕃茄罐和高湯粉，一面燉煮一面使肉丸和蕃茄醬融合在一起。

3 待蕃茄醬變濃稠，肉丸全部煮熟後，淋上少許橄欖油（分量外）並撒上巴西利享用。

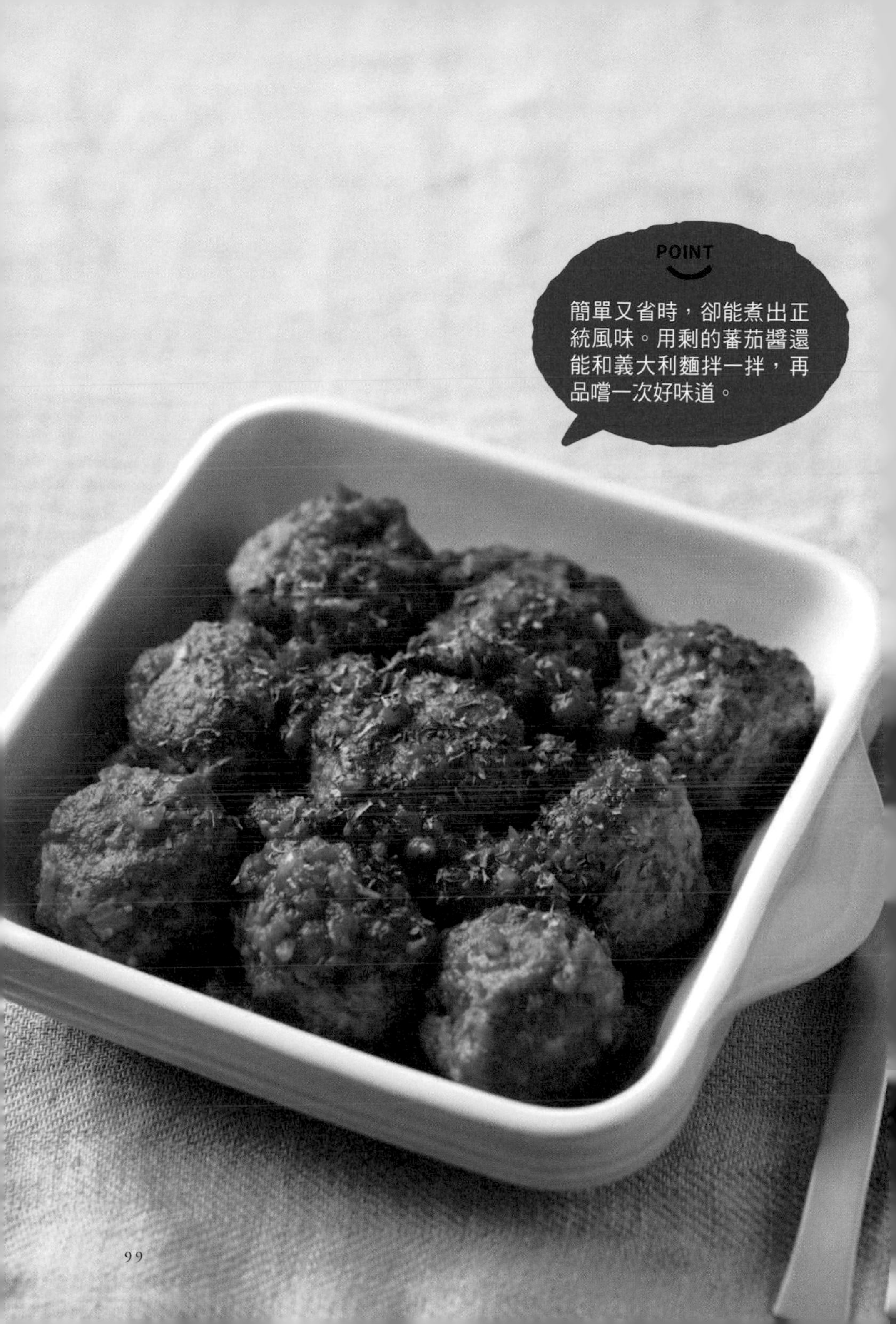
POINT
簡單又省時，卻能煮出正統風味。用剩的蕃茄醬還能和義大利麵拌一拌，再品嚐一次好味道。

能量餐

高蛋白、低熱量的最強料理！

涮雞胸肉佐韭菜沾醬

材料（2人份）

韭菜…1/2 把

柚子醋…3 大匙

雞胸肉…1 片（250g）

作法

1 韭菜切碎，用柚子醋醃漬 15 分鐘備用。

2 雞胸肉片成約 8mm 厚，以熱水汆燙。將水分充分瀝乾後，淋上 1 的醬料，即可享用。

POINT

夏天將汆燙好的雞胸肉迅速泡在冰水裡冷卻，料理成涼拌菜也很美味！

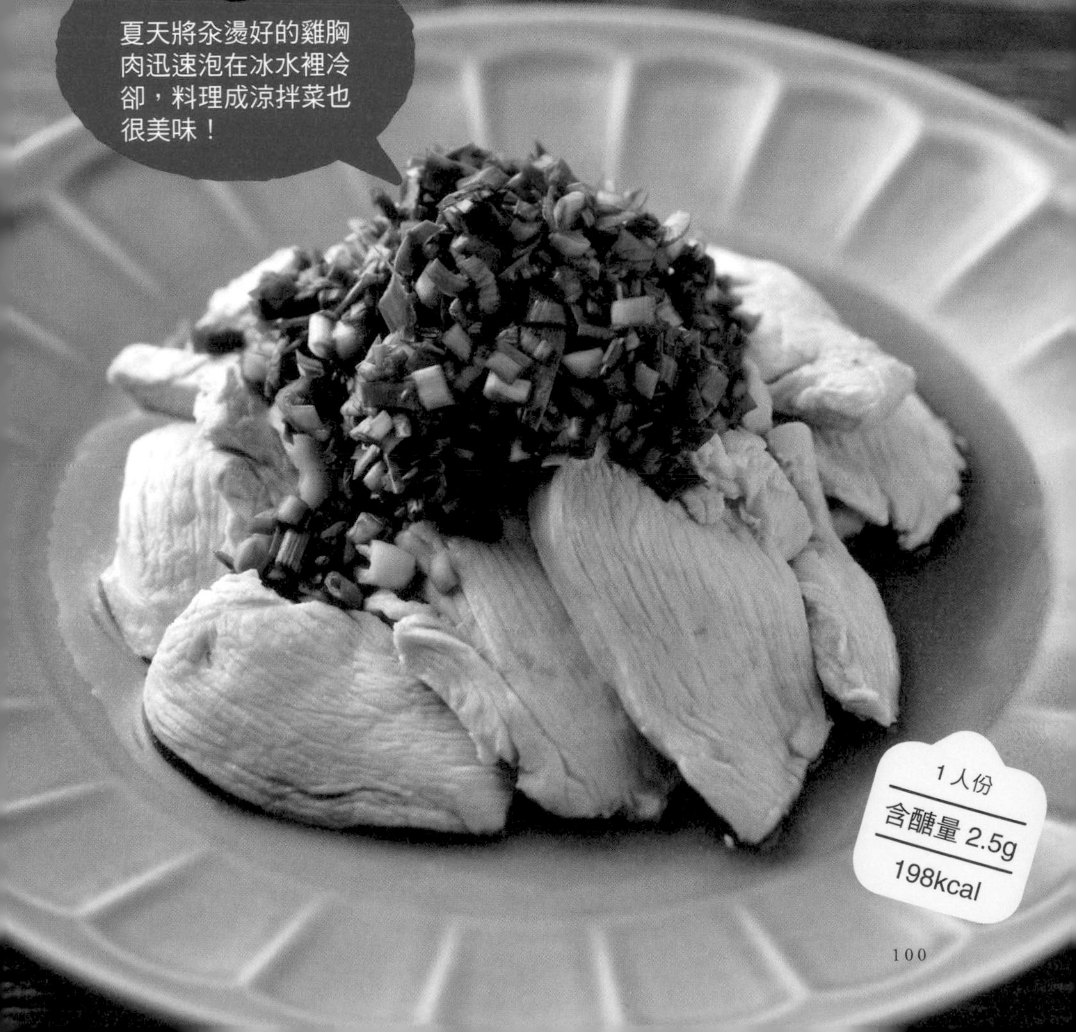

1 人份

含醣量 2.5g

198kcal

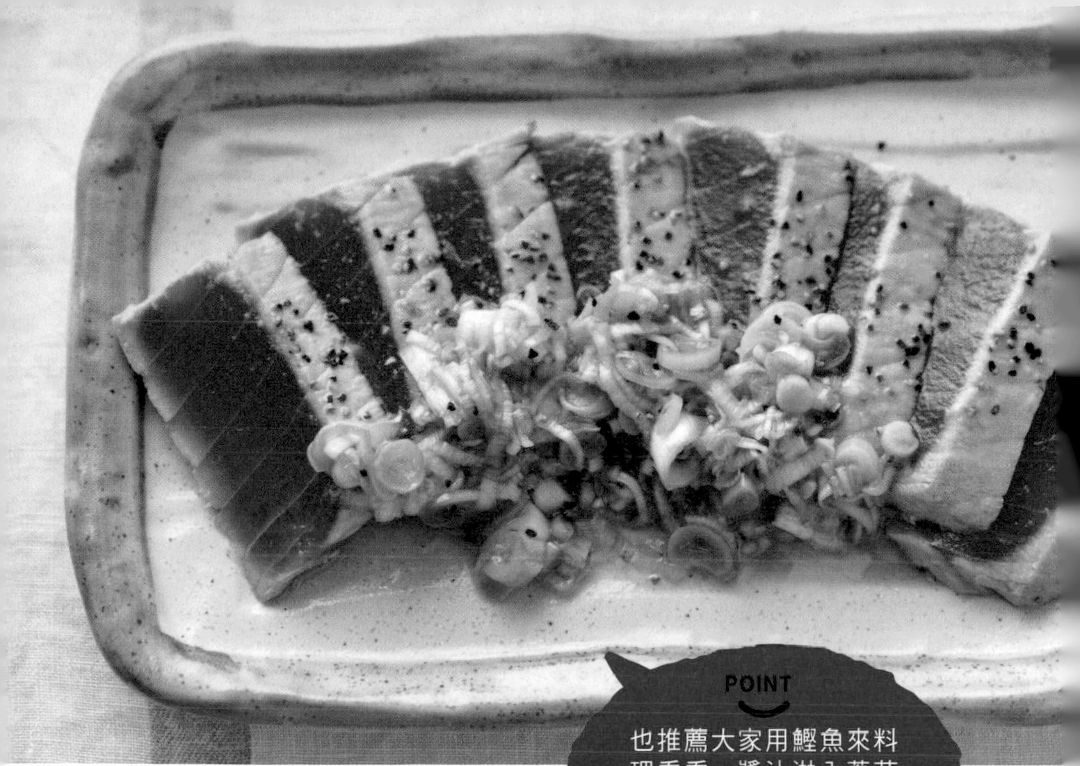

POINT
也推薦大家用鰹魚來料理看看。醬汁淋入蔥花鮪魚泥，再塗抹於法式長棍麵包上，立刻變身成一道宴客菜！

富含維生素的炙燒美味

三分熟鮪魚排

材料（2人份）

A
- 日本大蔥（切成蔥花）…1/3 根
- 檸檬汁…少於 1 小匙
- 橄欖油…1 大匙
- 醬油…1 小匙
- 鹽…1/5 小匙
- 鮮味調味料…撒 3 下
- 粗粒黑胡椒…適量

鮪魚（長塊狀）…150g
鹽、粗粒黑胡椒…適量
橄欖油…1 小匙

作法

1 將材料 A 倒入調理盆中，拌勻備用。

2 鮪魚撒上鹽、黑胡椒；橄欖油倒入燒熱的平底鍋中勻開，將兩面迅速煎過後，片成 5mm 厚。最後淋上 1 享用。

1 人份
含醣量 3.6g
173kcal

用檸檬的檸檬酸促進維生素 B1 吸收！

櫛瓜炒豬肉佐檸檬片

材料（2 人份）

豬肉片…120g
櫛瓜…1/2 條
奶油…10g
檸檬切片（5mm 厚）…3 片
A | 醬油…1 大匙
味醂…1 大匙
酒…1 大匙
蒜泥…1/2 瓣
砂糖…1/2 小匙
鮮味調味料…撒 3 下
鹽、粗粒黑胡椒…適量

作法

1 豬肉片撒上鹽、胡椒。櫛瓜切成 8mm 厚的半月形。

2 奶油倒入燒熱的平底鍋中融化，以中火拌炒豬肉。待豬肉煎至美味金黃色澤後，加入櫛瓜拌炒至軟再盛盤。

3 平底鍋不用洗，倒入材料 A 和檸檬，一面用筷子將檸檬果肉壓碎，同時稍微收乾湯汁，最後淋在作法 2 上。

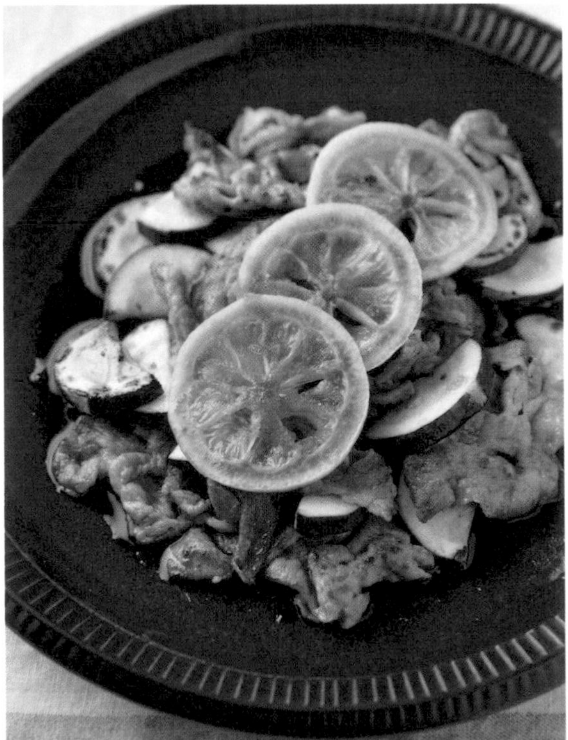

1 人份
含醣量 8.6g
196kcal

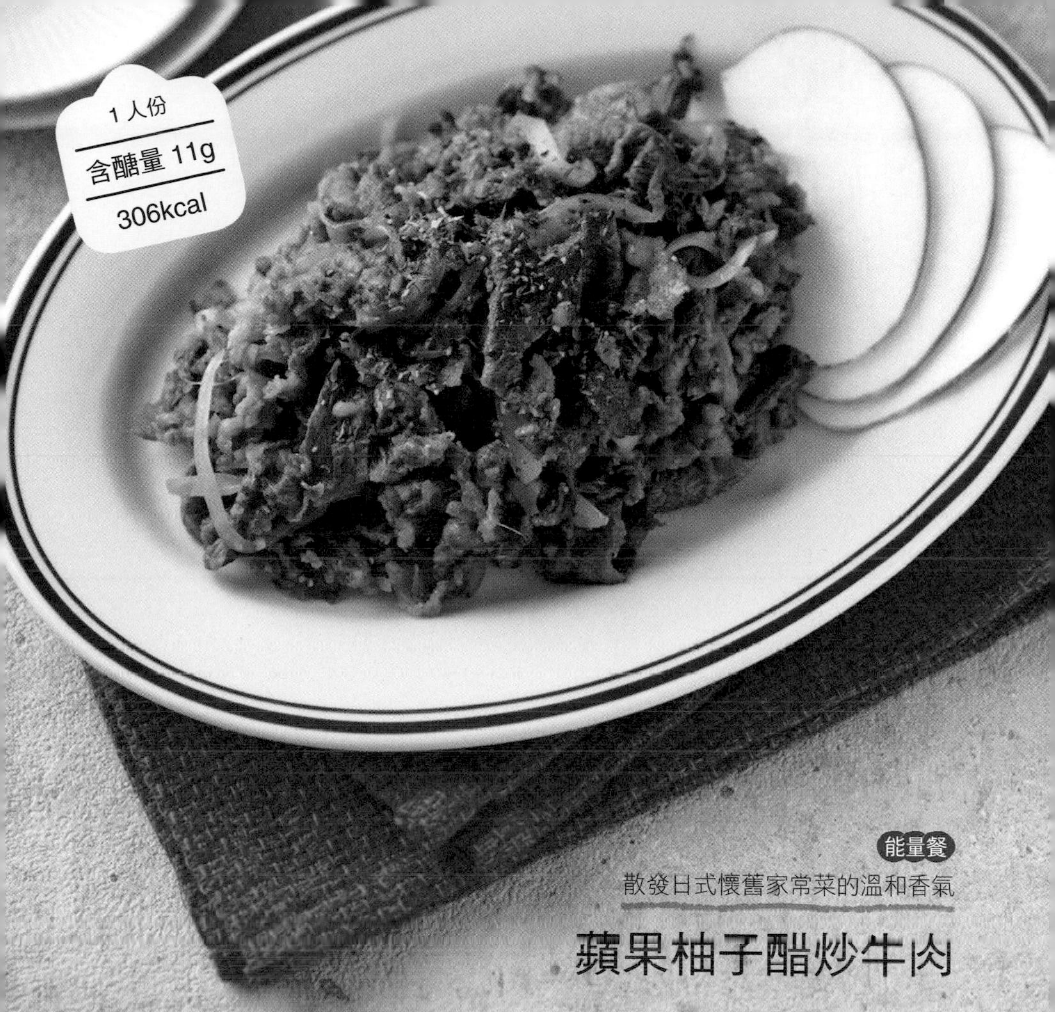

能量餐

散發日式懷舊家常菜的溫和香氣

蘋果柚子醋炒牛肉

材料（2人份）

蘋果…1/4 個（70g）
洋蔥…1/4 個
牛肉……200g
鹽、粗粒黑胡椒…少許
奶油…10g
柚子醋…1 又 1/2 大匙
砂糖…1/4 小匙
乾燥巴西利…適量

作法

1 蘋果連皮直接切碎。洋蔥切成薄片。牛肉切成一口大小，撒上鹽、胡椒。

2 平底鍋燒熱後轉成中火，將奶油融化再拌炒洋蔥；待洋蔥變透明後，加入蘋果迅速拌炒一下。

3 加入牛肉拌炒，待牛肉煮熟後加入柚子醋和砂糖，再繼續拌炒至所有食材融合為止，最後撒上巴西利和胡椒。依個人口味，可以再搭配上蘋果薄片（分量外）。

POINT
愛吃冰品的人，香蕉可以冰在冷藏庫裡再拿出來使用。

後味清新，口感爽快♪

香蕉起司果昔

材料（2 人份）
香蕉…1 根
牛奶…200ml
奶油起司…20g

作法
將所有材料倒入調理機中攪打均勻後，即可完成。

蔬菜做的甜點，0 罪惡感！說不定會一吃上癮的全新口味！

酪梨卡薩塔

材料（2 人份）
酪梨…1 個
奶油起司（置於常溫回軟）…100g
A ｜水果穀麥…30g
　｜砂糖…5 小匙
　｜檸檬汁…1 小匙

作法
1 置於常溫回軟的奶油起司和去皮去籽的熟酪梨倒入調理盆中，一面以打蛋器壓碎同時攪打成奶油狀，並加入材料 A 拌勻。
2 將烘焙紙鋪在容器內，倒入作法 1。最後包上保鮮膜冰在冷凍庫一個晚上。

POINT
「卡薩塔」就是義大利的冰淇淋蛋糕。也能用切碎的果乾或堅果取代水果穀麥。

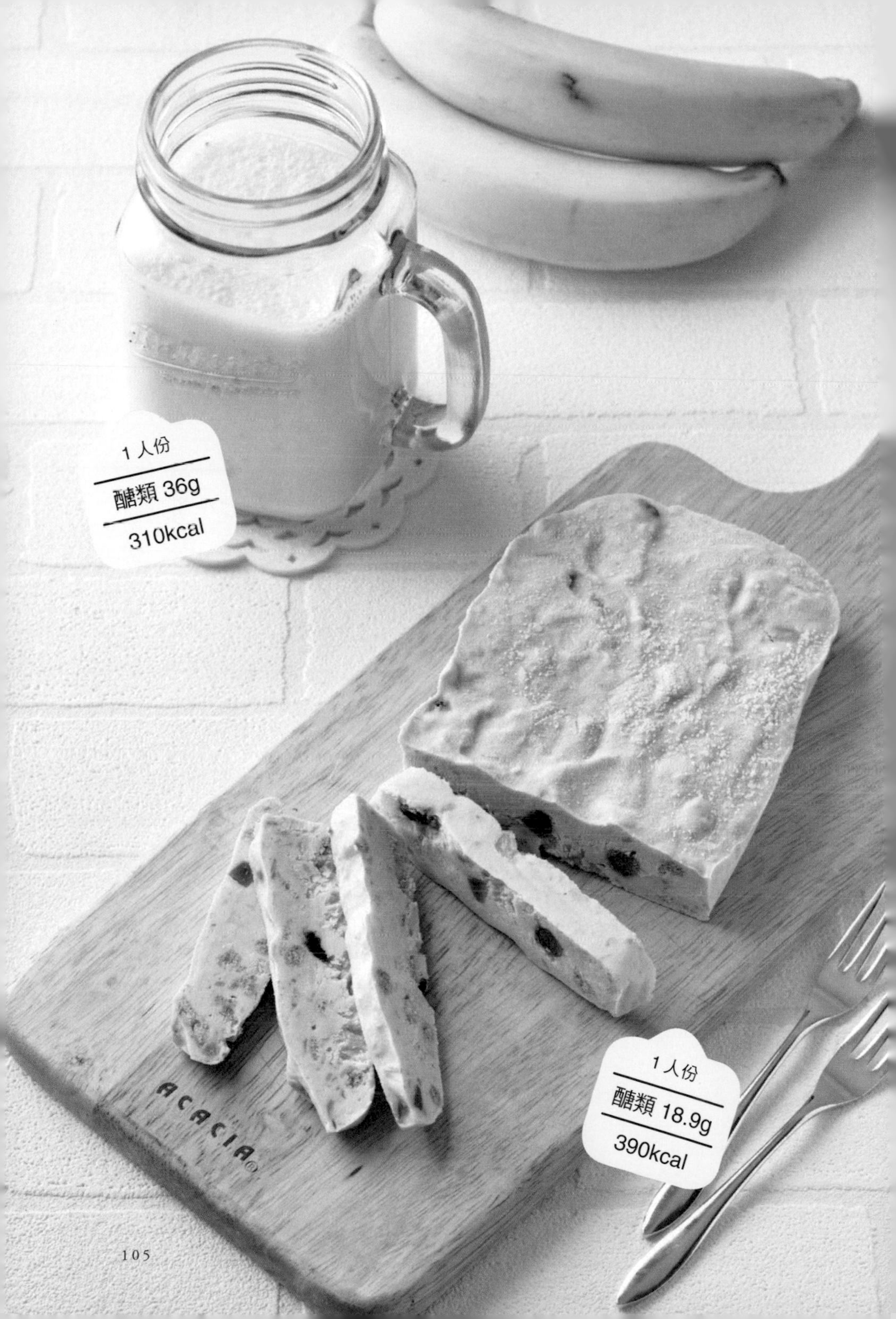
1 人份
醣類 36g
310kcal
ACACIA®
1 人份
醣類 18.9g
390kcal

每個季節的斷食關鍵點

想要展開週一斷食計畫的人，我並沒有特別推薦哪一個季節開始斷食最好，任何時間開始斷食，都能看出效果。有些人以為冬天體重會比較不容易下降，其實這只是種迷思。秋冬這段時節，體內產熱的力道會增強，因此認真開始斷食的話，會讓囤積在體內的脂肪確實燃燒。

如下頁圖所示，身體狀況會隨著四季更迭不斷變化。中醫認為，「肝、心、脾、肺、腎」這五臟，與季節的大規模循環相對應：

春天：和「肝」息息相關，人體的「氣」容易生亂，是個容易焦躁不安，且肝臟及自律神經系統容易出問題的季節。

夏天：體熱容易積聚，只要發汗及利尿功能正常，代謝就會活躍，可說是減重容易看出成果的季節，但是當熱排不出去的話，「心」在這個季節，也就是心臟以及循環系統便會出狀況，要特別注意。夏季蔬菜具有極佳的解熱、利尿作用，因此在夏季，要盡量吃當令的蔬果，對於斷食會有驚人的效果。

此外，「脾」（腸胃等消化系統）在長夏這段夏季的尾端容易出問題，假使在夏季時工作太累、超出負荷，身體出現不適的話，從這段時期到秋天，身體恐怕會發出警訊。

秋天：和「肺」有密切關係，由於空氣乾燥的關係，容易有呼吸系統不適的問題，意外地也容易缺乏水分，切記要充分攝取水分，但同時要避免身體冷卻。

冬天：是「腎」、也就是腎臟、膀胱等泌尿系統容易出問題，這段季節除了代謝會停滯，血液循環也容易變差。

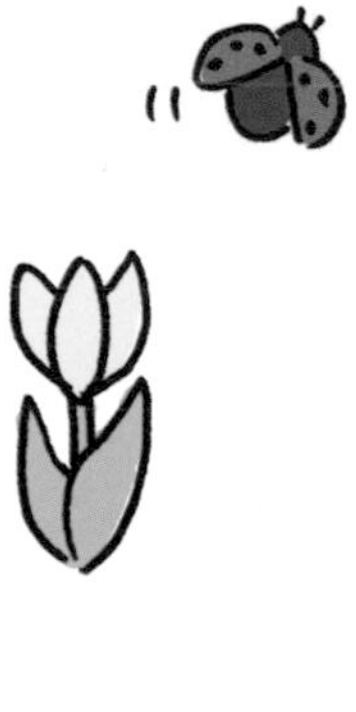

重點在於須因應每個季節的課題，透過飲食及日常生活的小細節，幫身體補一補。舉例來說，在夏天，不可以為了避免體內積熱，於是老吃利尿作用強的飲食；冬天則千萬不能讓身體過度溫熱，否則反而弄巧成拙。週一斷食以「中庸」為宗旨，讓身體不會處於過剩或不足的狀態。提醒大家，當季節轉換發生過與不足的現象時，得設法讓這些現象回歸到中庸狀態。

愈容易在特定季節感到身體不適的人，我敢保證，你愈容易實際體會到週一斷食後，體質獲得改善的效果。希望未來，大家都能快樂地迎接季節到來，感受「不再受花粉症所苦」、「不再容易感冒」，還有「今年不像往年，在春秋時節容易心情低落」了。

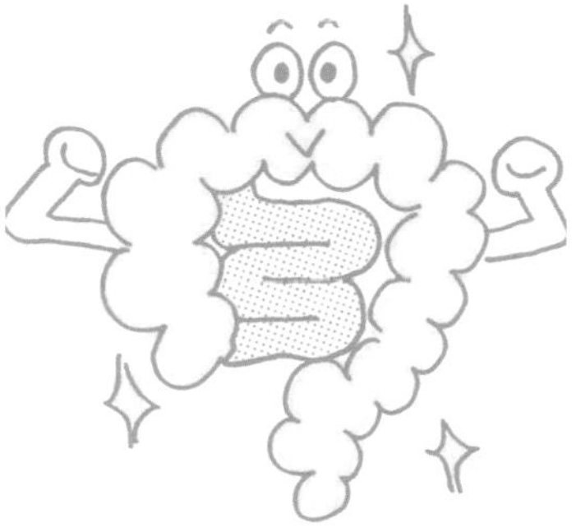

每個季節的健康注意重點

氣的循環不佳，容易心浮氣躁的季節。肝臟及自律神經系統的問題層出不窮。在這個季節身體會想要發懶，所以行程不能安排得過於緊密。山菜等春季食材的排毒效果也非常好，飽受過敏症狀所苦的人，更應該多吃當令食材。

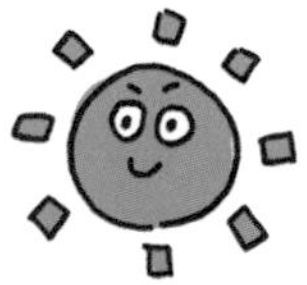

身體容易積熱，會造成心臟及循環系統很大負擔的季節。切記要充分流汗，將熱排出。攝取過多的冰涼飲食，有時會因為「水滯」狀態而出現水腫。因此會建議多吃些夏季蔬菜的茄子、小黃瓜及蕃茄，才能提升利尿作用。

冬天怕冷，與調整水分代謝的泌尿系統不適有關係。此外，血液循環變差，出現明顯「瘀血」傾向的話，還容易引發心肌梗塞及腦梗塞。建議透過溫熱飲食及泡澡等方式，積極做保暖工作。

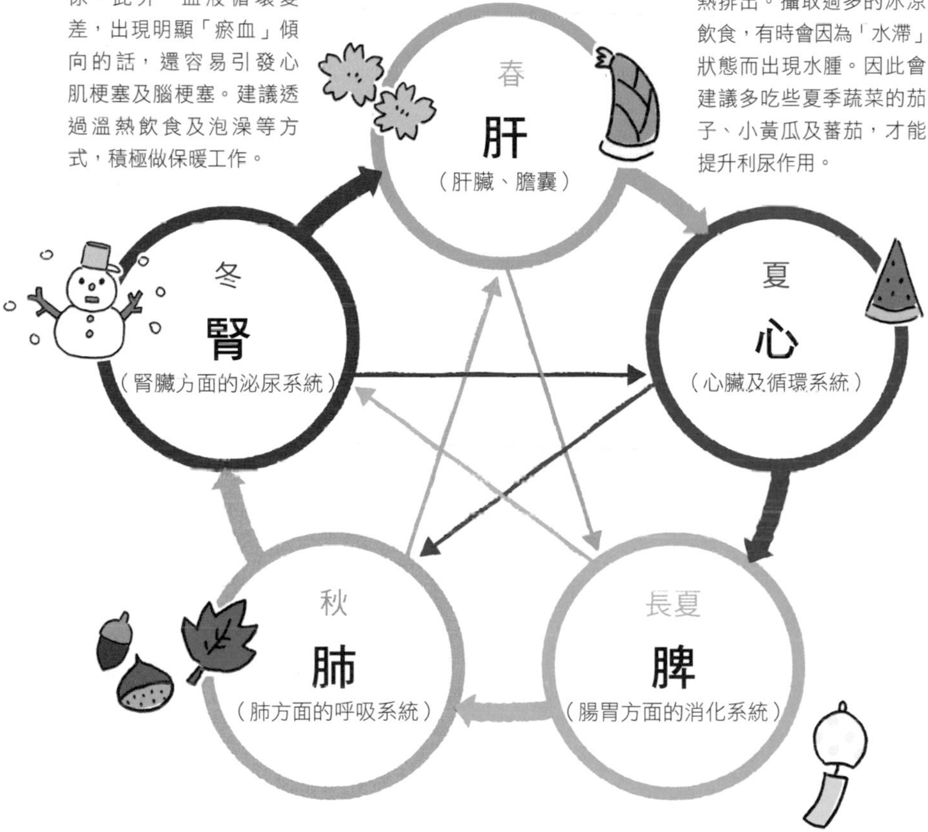

空氣乾燥，呼吸系統容易出問題的季節。倘若身體在夏天出狀況後遲遲未癒，身體切換不過來便會積熱在身，還有在食欲大開的秋天隨意吃喝的話，都會增強「濕熱」的體質。

長夏是中醫所謂的夏季尾端，在日本也會解釋成時值梅雨季或秋初長時間降雨（秋颱）。受濕氣影響下，腸胃的消化機能變差，胃部容易消化不良。飲食方面應選擇好消化的輕食。

46 歲作家的 4 週斷食實踐日記

睽違二十年，重返 40 公斤！

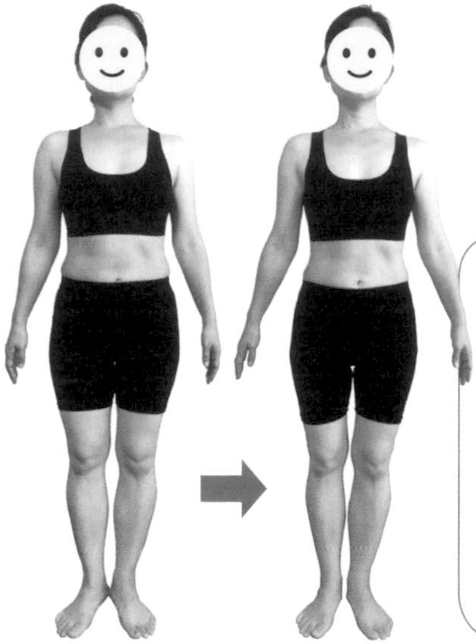

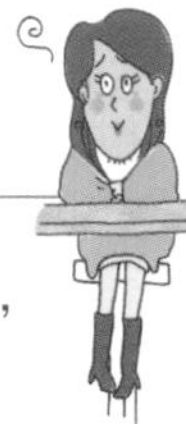

46 歲女性，體型微胖，
瘀血體質。
身體狀況：髮質粗糙，
睡再久也無法消除疲勞。

→ 覺得就算斷食，應該也很難看出成果……先進行 4 週的斷食計畫看看！

作家 U 子／作品常見女性雜誌及各式書籍中，文章通常以美容、減肥、生活模式為主題。46 歲，育有一子一女。為了幾年前出生的女兒，想要常保年輕與健康，沒想到一月染上流感，春天肌肉拉傷，夏天得了中耳炎……，不適症狀纏身，每天生活充實忙碌。

第一週

第 1 天——不食日

54.3kg ／ 29.2% ／排便 O

總算熬過餓肚子的感覺，但是過午開始因為頭痛和無力感，因此把照顧孩子的事全推給丈夫。真是慶幸今天是國定假日。四週過後，裙扣能不能夠扣得起來了呢！？

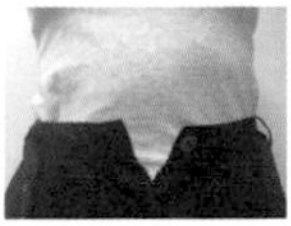

第 2 天——回復餐、良食日

53.4kg ／ 27.9%

體重降得很快，心情比昨天好，但是頭痛和倦怠感比昨天嚴重。依舊欠缺專注力，工作毫無進展。

第 3 天——良食日

53.2kg ／ 27.9%

只睡了 3 小時，但是身體狀況良好！稍微動一下身體就暖呼呼。期許一天能喝足 2 公升的水，開始尋找哪種水最好喝。

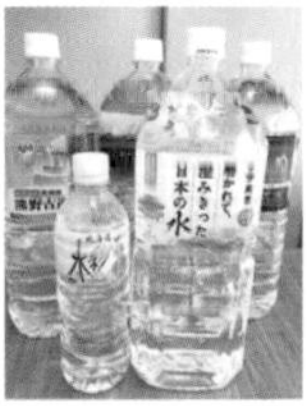

第 4 天——良食日

52.9kg ／ 28.1% ／排便 O

體重又下降了！今天拍攝料理，站了一整天。因為試味道的關係，不太清楚什麼料理究竟吃了多少。

第 5 天——良食日

52.8kg ／ 27.9% ／排便 O

唇色是我臉色差的最大主因，沒想到現在居然出紫轉紅了！最近身體一直是暖呼呼的，難道是代謝變好了？

第 6 天——美食日

52.5kg ／ 27.5%

特地將 Maison de Petit Four 的「Polvorone」留到美食日品嚐。午餐和女兒在家庭式餐廳解決。喝酒很快就茫了。

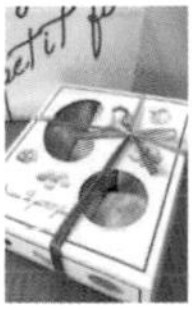

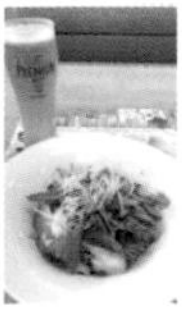

第 7 天——美食日

52.6kg ／ 27.9%

心想平日午餐常靠熟食、即食調理包打發，現在應該自己煮才對，於是跑到合羽橋買了把新菜刀。人生第一次買超過 1 萬圓的菜刀，手感真是太讚了！午餐上中式餐廳吃黑醋豬肉定食，白飯只吃了 1/3 碗左右。

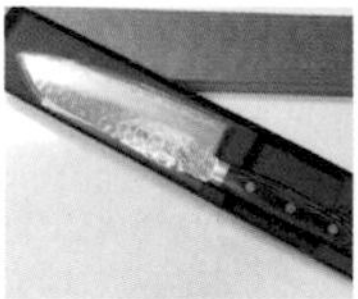

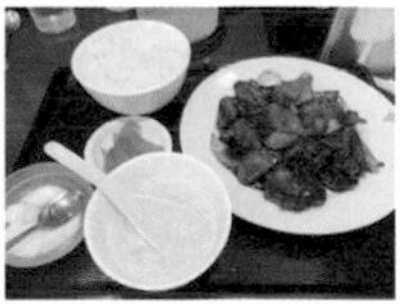

第二週

第 8 天——不食日

52.5kg ／ 28.0%

上午哈欠連連。去完美容院後在超商胃口大開，實在是忍不住⋯⋯。回家後細細品嚐了 1 個杏桃果乾。肩膀痠痛很嚴重。

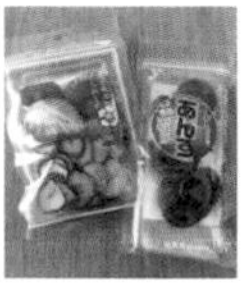

第 9 天——回復餐、良食日

51.9kg ／ 27.4% ／排便 O

頭暈眼花、胃部不適、全身倦怠。不食日的隔天，身體狀況很不好。上午躺了 2 小時才回復。下午開始恢復精神。

第 10 天——良食日

51.4kg ／ 27.0%

今天體重又刷新最低記錄！ 10 天減了 2.9kg。早上起來神清氣爽，身體狀況也很好。難道是就寢前戒掉滑手機的習慣出現效果了！？

第 11 天——良食日

51.5kg ／ 27.2% ／排便 O

之前因為殺菌工作很費事，於是被我收起來的優格機，終於讓它重出江湖了。優格粉則使用了「國王優格」。最近自己動手做這件事，不再覺得麻煩了。

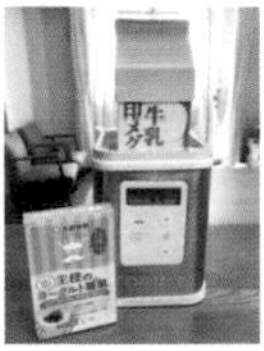

第 12 天——良食日

51.4kg ／ 26.7% ／排便 O

本以為體重是不是停滯了，結果才 3 天時間而已。到現在為止一直很順利，似乎是我想得太容易了。

第 13 天——美食日

51.3kg ／ 26.5%

早餐吃了最愛的 MAISON KAYSER 蘋果派。晚餐正巧是美食日，又剛好 7 點多，總之藉口一堆，狂吃了日式炸雞、馬鈴薯沙拉、豆源的「山葵大豆」，欲罷不能⋯⋯。

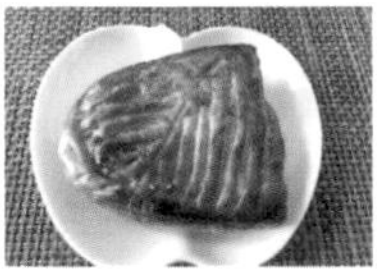

第 14 天——美食日

51.2kg ／ 25.9% ／排便 O

晚餐吃了一堆東西，沒想到體重竟下降，體脂率更來到 25% 這一帶！！「先減體重再降體脂率」這句話確實不假。還隨身攜帶水和預防肚子餓的綜合堅果，陪兒子健走了 7.5km，1 萬 5 千步。

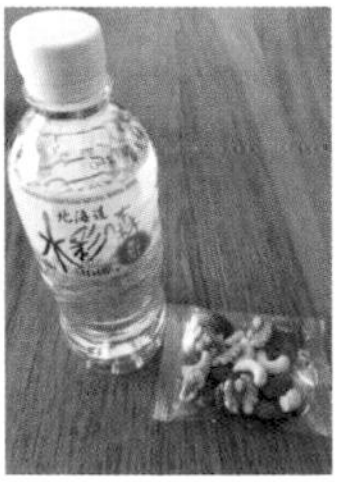

第三週

第 15 天——不食日

51.4kg ／ 26.8% ／排便 O

第 3 次的不食日，空腹感強烈。白天耐不住餓，吃了 3 顆杏仁，並且有充分咀嚼。下午 3 點細細品嚐了高湯喝下肚。喝進身體的水分沒有排出來的跡象，感覺水分代謝變差。

第 16 天——回復餐、良食日

51.0kg ／ 26.4%

這次身體狀況良好。從回復餐的午餐開始，料理一人份湯品的機會變多，於是買了直徑 14cm 的小鍋。用來煮水煮蛋正好。

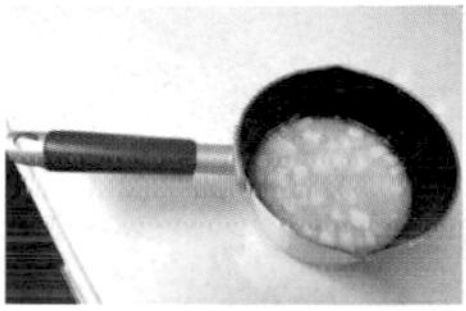

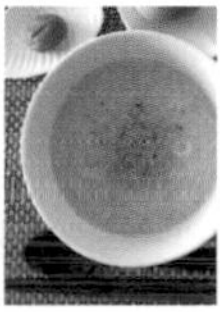

第 17 天——良食日

50.7kg ／ 26.0%　排便 O

終於突破之前困難重重的 51kg 瓶頸了！因為某件事導致壓力爆錶，食欲爆發，但還是耐住性子咬著堅果撐過去。

第 18 天——良食日

50.4kg ／ 25.9%

午餐煎了減醣大阪燒來吃，裡頭加了高麗菜、蛋、綜合冷凍海鮮、昆布高湯及豆渣粉。好好吃！

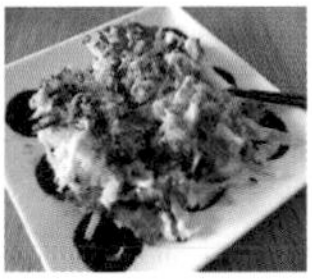

第 19 天——良食日

50.7kg ／ 26.0%

一早就覺得腦袋昏昏沈沈的，原來是生理期。常聽説週一斷食可以改善 PMS 及生理痛，沒想到這次腹痛比平時更嚴重，實在很難受。

第 20 天——美食日

50.6kg ／ 25.90%

水腫得很厲害，體重持平。外出時吃了霜淇淋，不過晚餐吃得很健康，有金針菇、紅蘿蔔炒蛋和白菜吃到飽。還喝了紅酒。

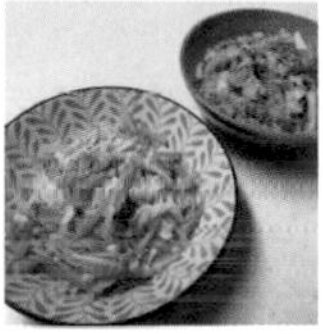

第 21 天——美食日

50.9kg ／ 25.9%

半夜女兒醒來好幾次，為了安撫她導致睡眠不足。雖然將美食日變成像良食日一樣，但是排水狀況依舊不理想，不覺得體重變輕了。想要達成目標，果然還是不容易。

第四週

第 22 天——不食日

50.9kg ／ 25.9%

第 4 次的不食日。身體狀況沒什麼問題，但是起身會嚴重暈眩。來到最後 1 週了，今天要以完全不吃為目標！

第 23 天——回復餐、良食日

50.9kg ／ 25.9%

太令人震驚，所以還再次查看了體重計。昨天只喝了水而已，而且戒掉滑手機的習慣，晚上 10 點就睡了，沒想到體重不動如山。早上洗了足浴後，用整壺溫開水努力進行保暖工作。

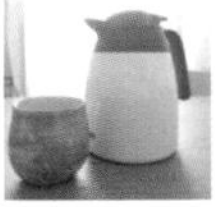

第 24 天——良食日

50.7kg ／ 25.9%

雖然體重幾乎沒變化，但是不能焦急，不能放棄，這時候只能耐心等待。早餐固定吃優格＋冷凍藍莓＋豆渣粉、當令水果。午餐吃豆漿南瓜濃湯。晚餐吃蔬菜蕃茄湯。

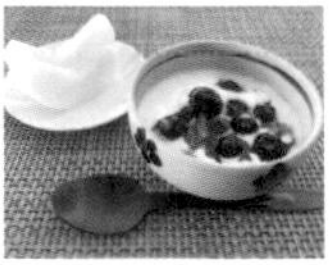

第 25 天——良食日

50.7kg ／ 26.7%　排便 O

體脂率雖然激增，不過上廁所的次數增加，感覺身體終於開始出現排毒傾向。外出吃午餐時，在銀座三越的「MINORI CAFE」吃了沙拉和水。

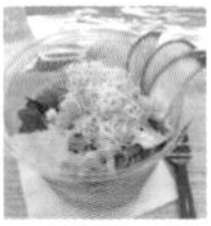

第 26 天——良食日

50.4kg ／ 25.8%

錯過午餐。雖然心想如果晚餐直接斷食，體重説不定就能來到 40 幾公斤，但是勉強自己就毫無意義了，於是煮了普羅旺斯雜燴來吃。

第 27 天——美食日

49.9kg ／ 25.3%

就連自己的婚禮也沒達成的 49kg，居然在睽違 20 年後實現了！體脂率也和終極目標的 25% 相去不遠！！

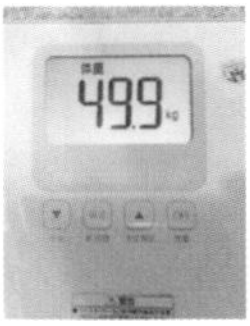

太棒了，週一斷食真是太棒了！！！

第 28 天——

為期 4 週的斷食計畫，大成功！

裙扣輕鬆扣起來了！肚子消下去後，蹲下身時變得很輕鬆，家裡的打掃工作也進行得很順利，討厭麻煩的感覺減輕七成；當孩子央求去公園玩時，都會答應帶他們去了（笑）。

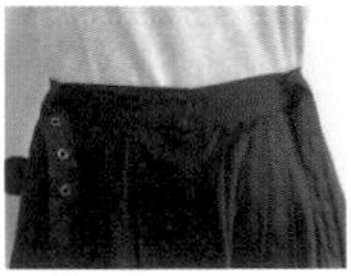

成果

小腿肚	大腿	臀圍	腰圍	體脂率	體重
（右） 36.0cm ↓ 34.8cm -1.2cm	（右） 54.5cm ↓ 51.7cm -2.8cm	92.5cm ↓ 89.8cm	72.3cm ↓ 68.0cm	29.2% ↓ 25.3%	54.3kg ↓ 49.9kg
（左） 36.3cm ↓ 35.2cm -1.1cm	（左） 53.2cm ↓ 50.3cm -2.9cm	**-2.7cm**	**-4.3cm**	**-3.9%**	**-4.4kg**

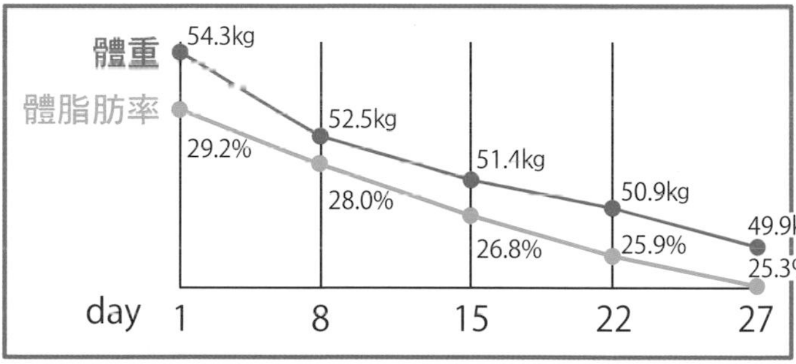

【4 週斷食計畫實踐心得】

這 4 週的飲食，只能打 85 分。在 3 歲女兒的干擾下，雖然每天都無法熟睡到天亮，不過體重、體脂率都能拿出漂亮的成績單。指甲、肌膚、頭髮恢復光采，甚至連持續 2 個月左右的耳鳴都消失了！最令人開心的是，穿上衣服後看起來就是個「瘦子」了！

插畫家的斷食初體驗

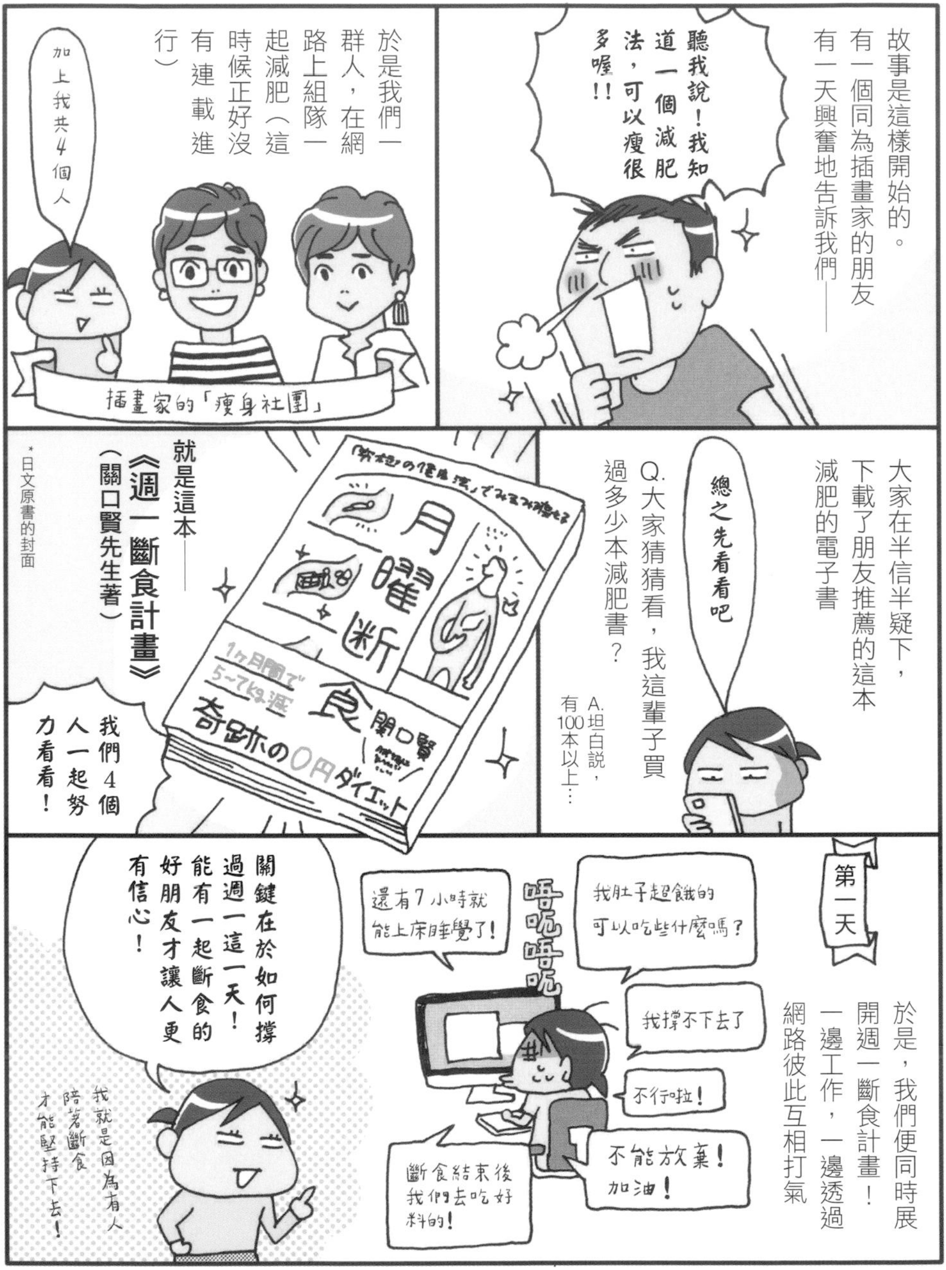
故事是這樣開始的。有一個同為插畫家的朋友有一天興奮地告訴我們——
聽我說！我知道一個減肥法，可以瘦很多喔！！
於是我們一群人，在網路上組隊一起減肥（這時候正好沒有連載進行）
加上我共4個人
插畫家的「瘦身社團」
大家在半信半疑下，下載了朋友推薦的這本減肥的電子書
總之先看看吧
Q.大家猜猜看，我這輩子買過多少本減肥書？
A.坦白說，有100本以上…
就是這本——《週一斷食計畫》（關口賢先生著）
*日文原書的封面
月曜断食
1ヶ月間で 5~7kg減
関口賢
奇跡の0円ダイエット
我們4個人一起努力看看！
第一天
於是，我們便同時展開週一斷食計畫！一邊工作，一邊透過網路彼此互相打氣
我肚子超餓的 可以吃些什麼嗎？
還有7小時就能上床睡覺了！
唔呃唔呃
我撐不下去了
不行啦！
不能放棄！加油！
斷食結束後我們去吃好料的！
關鍵在於如何撐過週一這一天！能有一起斷食的好朋友才讓人更有信心！
我就是因為有人陪著斷食才能堅持下去！

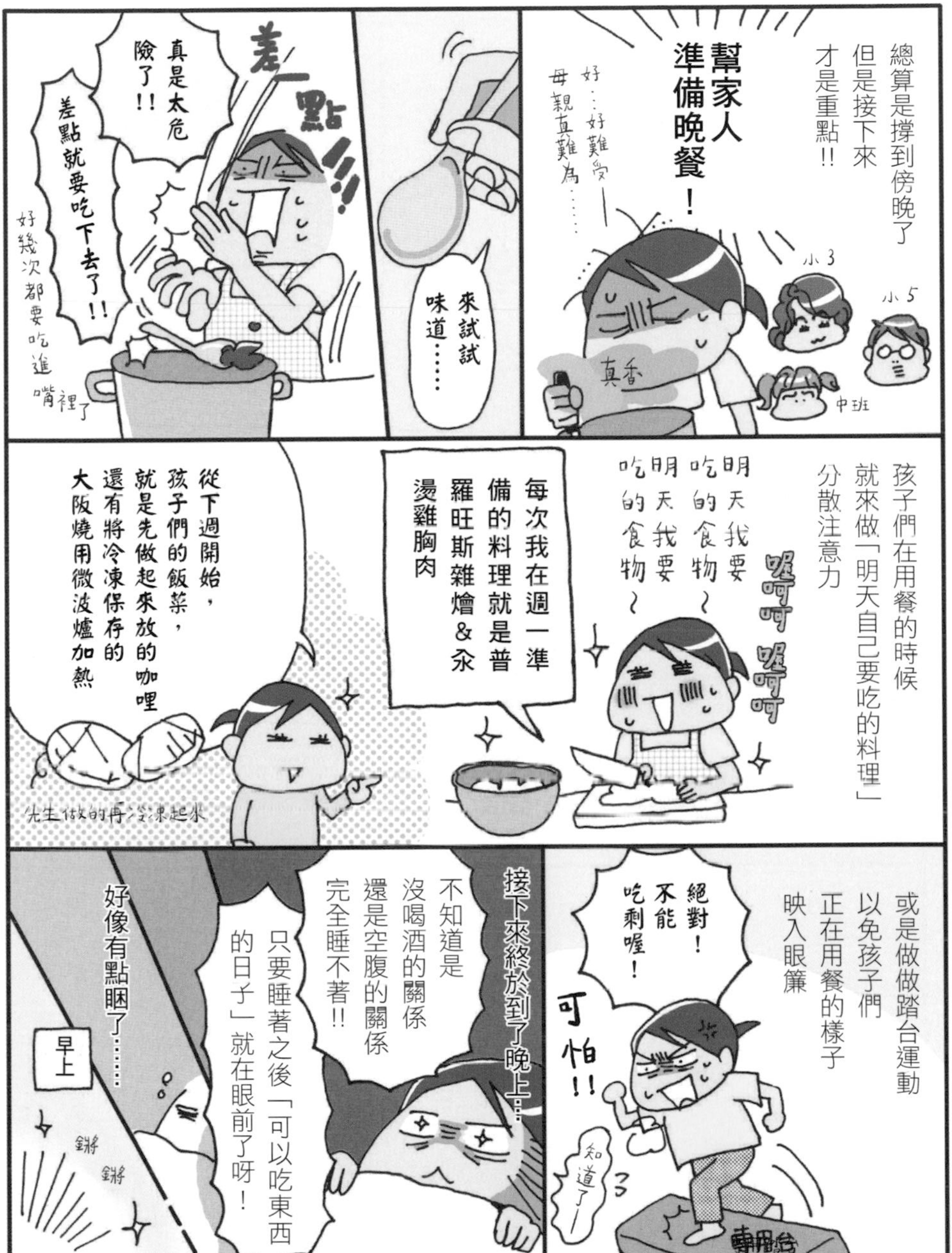

總算是撐到傍晚了
但是接下來
才是重點!!
幫家人準備晚餐！
好…好難受—
母親真難為……
小3
小5
真香
中班
來試試味道……
差一點!!!
真是太危險了!!
差點就要吃下去了!!
好幾次都要吃進嘴裡了
孩子們在用餐的時候
就來做「明天自己要吃的料理」
分散注意力
明天我要吃的食物～
明天我要吃的食物～
喔呵呵 喔呵呵
每次我在週一準備的料理就是普羅旺斯雜燴&氽燙雞胸肉
從下週開始，孩子們的飯菜，就是先做起來放的咖哩
還有將冷凍保存的大阪燒用微波爐加熱
先生做的再冷凍起來
或是做做踏台運動
以免孩子們
正在用餐的樣子
映入眼簾
絕對！不能吃剩喔！
可怕!!
知道了—
接下來終於到了晚上……
不知道是
沒喝酒的關係
還是空腹的關係
完全睡不著!!
只要睡著之後「可以吃東西的日子」就在眼前了呀！
好像有點睏了……
早上

Katuyamakeico／1975年出生於京都。插畫家・漫畫家。著有《ごんたイズム》系列漫畫以及《男の子 りこえる力を育てるワンパク体》《まるごとわかる保育園》等書。

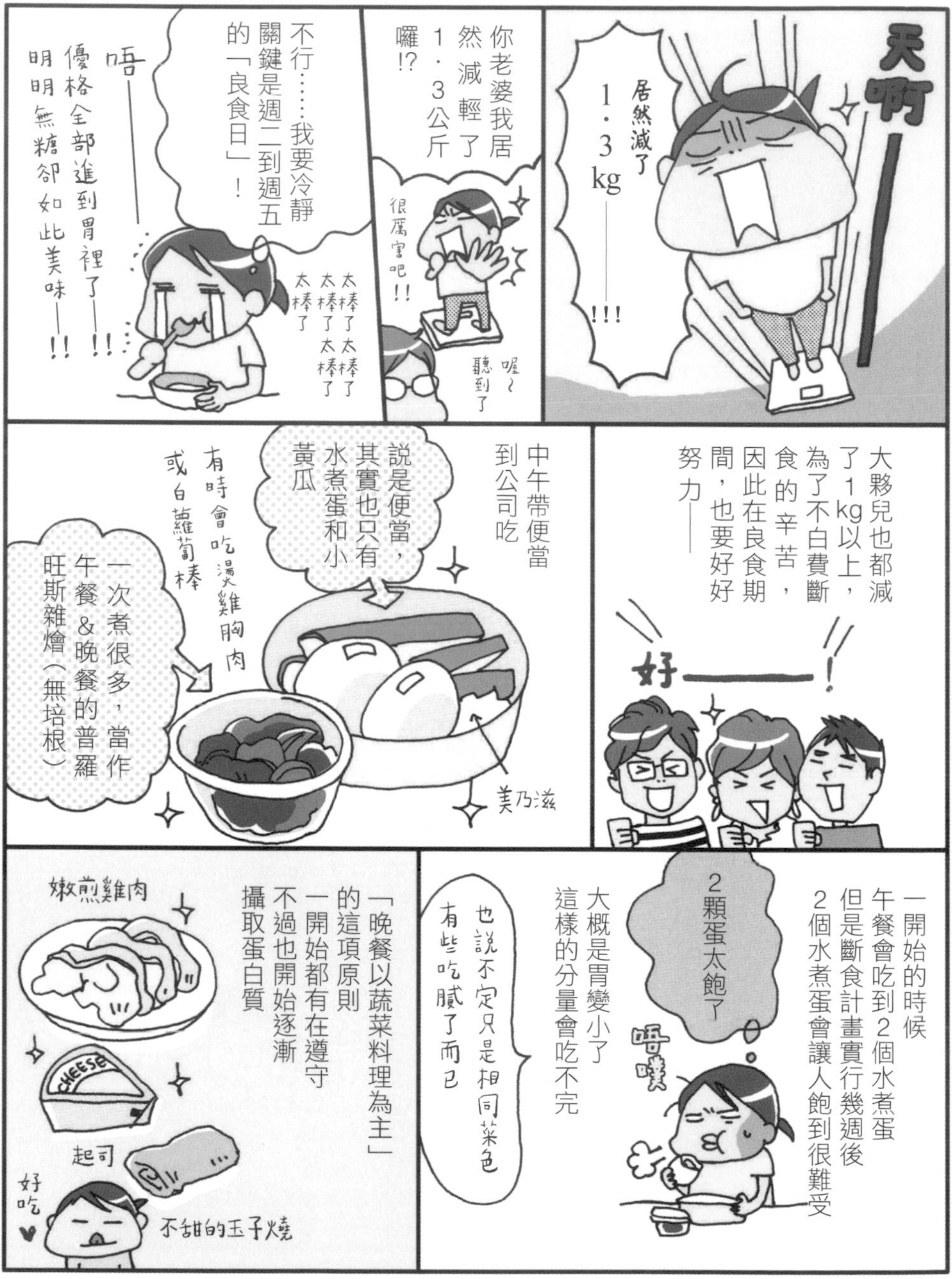
天啊——
居然減了1.3kg———!!!
你老婆我居然減輕了1.3公斤囉!?
很厲害吧!!
喔~聽到了
不行……我要冷靜 關鍵是週二到週五的「良食日」!
唔——
優格全部進到胃裡了——!!
明明無糖卻如此美味——!!
太棒了太棒了太棒了太棒了太棒了
大夥兒也都減了1kg以上，為了不白費斷食的辛苦，因此在良食期間，也要好好努力——
好———!
中午帶便當到公司吃
說是便當，其實也只有水煮蛋和小黃瓜
美乃滋
有時會吃燙雞胸肉或白蘿蔔棒
一次煮很多，當作午餐&晚餐的普羅旺斯雜燴(無培根)
一開始的時候 午餐會吃到2個水煮蛋 但是斷食計畫實行幾週後 2個水煮蛋會讓人飽到很難受
2顆蛋太飽了
唔噗
大概是胃變小了 這樣的分量會吃不完
也說不定只是相同菜色 有些吃膩了而已
「晚餐以蔬菜料理為主」的這項原則 一開始都有在遵守 不過也開始逐漸攝取蛋白質
嫩煎雞肉
CHEESE
起司
不甜的玉子燒
好吃♥

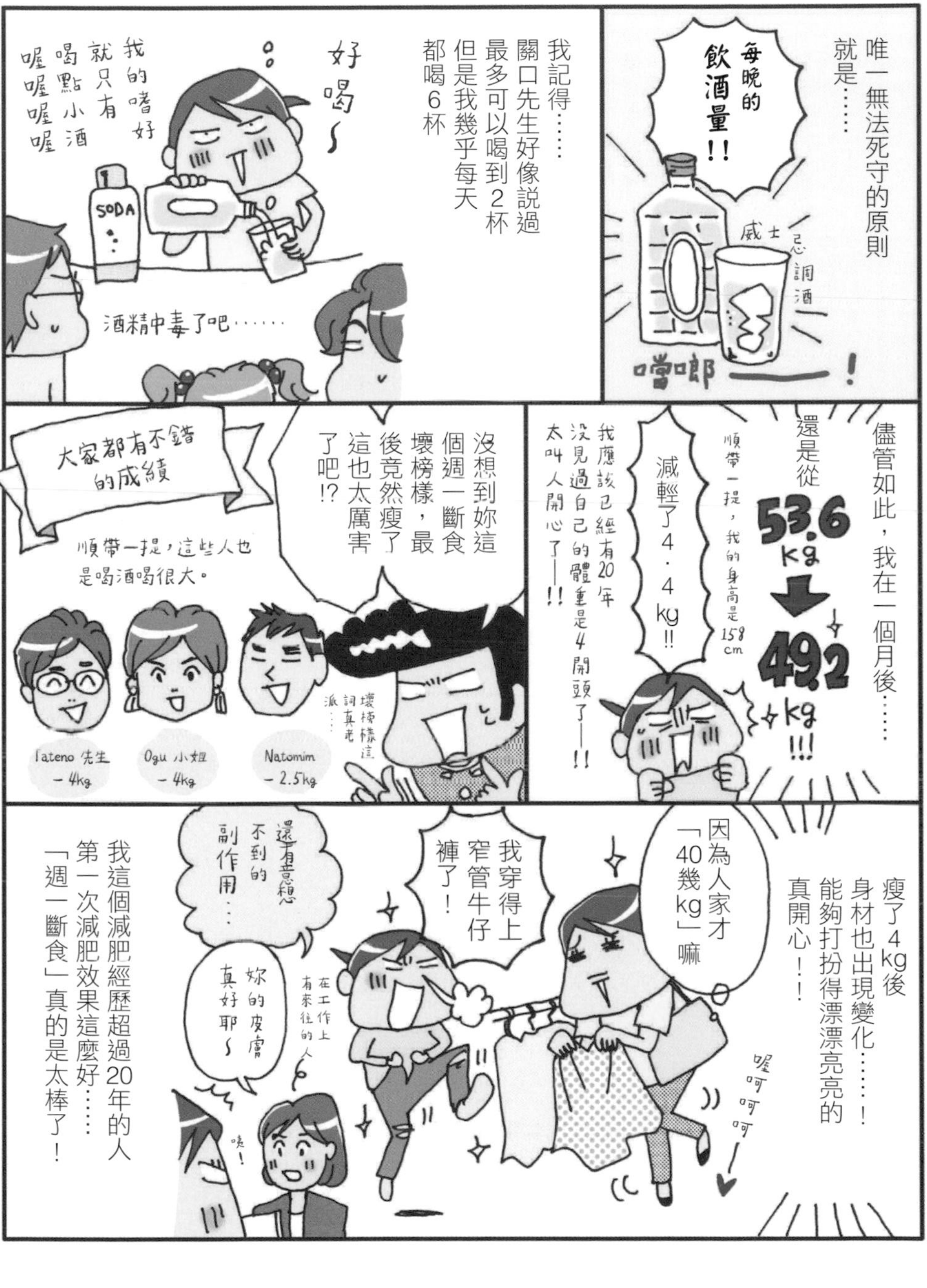
唯一無法死守的原則就是……
每晚的飲酒量!!
威士忌調酒
噹啷——!
我記得……關口先生好像說過最多可以喝到2杯但是我幾乎每天都喝6杯
好喝~
我的嗜好就只有喝點小酒喔喔喔喔喔
SODA
酒精中毒了吧……
儘管如此,我在一個月後……還是從
53.6kg
49.2kg!!!
順帶一提,我的身高是158cm
減輕了4.4kg!!
我應該已經有20年沒見過自己的體重是4開頭了——!!
太叫人開心了——!!
沒想到妳這個週一斷食壞榜樣,最後竟然瘦了這也太厲害了吧!?
壞榜樣這詞真老派……
大家都有不錯的成績
順帶一提,這些人也是喝酒喝很大。
Tateno 先生 −4kg
Ogu 小姐 −4kg
Natomim −2.5kg
瘦了4kg後身材也出現變化……!能夠打扮得漂漂亮亮的真開心!!
因為人家才「40幾kg」嘛
喔呵呵呵
我穿得上窄管牛仔褲了!
還有意想不到的副作用……
在工作上有來往的人
妳的皮膚真好耶~
嗯!
我這個減肥經歷超過20年的人第一次減肥效果這麼好……「週一斷食」真的是太棒了!

有人陪才撐得下去！

利用週一斷食社群一起克服萬難

活用社群網路的樂趣

1 斷食日這天，你不孤單！

週一斷食與過去的減肥法最大的不同，就是你知道在斷食日這一天，日本各地都有正在準備克服「空腹」這一關的夥伴；在良食日這一天，則有許多正在費心研究菜單的同好。每週同一天，一大夥人一同嘗試這種萬箭齊發的感覺，優點就是很容易和陌生的挑戰者們連結在一起。

在斷食日這天上 Twitter 一看，會發現全都是類似這樣的推文——「傍晚開始這段時間最難受。今天也是斷食日的朋友，加油吧！」，能幫助快要支撐不住的自己繼續撐下去。此外，許多人也會記錄下這一天吃了什麼東西再上傳網路，可以參考其他人怎麼吃，方便準備的良食食譜總是一下子爆紅，成為熱搜話題。附上照片的良食食譜，也能幫助大家了解一餐該吃多少分量，還能讓食材及調味更加多姿多采，不知道該吃什麼的時候，網友分享肯定能夠幫上忙。

不知道是不是投入週一斷食後，個性也會變沈穩，在 Twitter 上大家的溝通方式，也都感覺很溫馨。無論是初次嘗試週一斷食的人，還是從來沒上過 Twitter 的人，都能得到溫暖正面的解答。

藉由「#週一斷食」（#月曜断食）的機會，將每天做了哪些努力和體重的變化放上 Twitter，或是將餐點的照片上傳後得到按「讚」、收到週一斷食同好們的留言時，社群圈自然逐漸擴大。有很多體驗者也說：「就是因為在社群裡得到了許多鼓勵，才能讓我達成目標！」

2 關口先生幫幫我！「週一斷食提問信箱」

開始執行週一斷食後，有時會因為不同環境及個人體質，會有很多「不知道該怎麼辦」

的疑問。這種時候，可以連上網看看關口賢先生的 Twitter 帳號（@masarusekiguchi），參考「關口賢@週一斷食提問信箱（peing.net）」。各種在斷食過程中形形色色的問題，都是由關口先生本人親自回覆。

關口先生的 Twitter

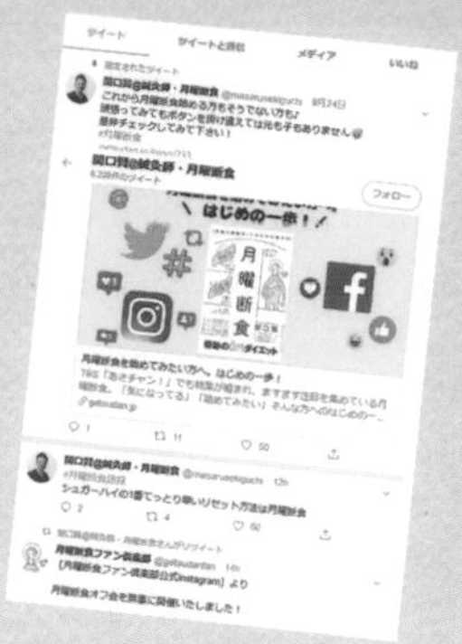

例如像是：「斷食的同時，可以吃營養補充品嗎？」「每週的斷食日可以變動嗎？」「早上可以喝粥嗎？」這類的問題，關口先生都會依據中醫學提出見解，也會提供實際的建議，全都是極具有參考價值的資訊。在週一斷食的官方網站（http://getsudan.jp），會將提問信箱裡的內容整理歸檔，方便大家用關鍵字搜尋。

在官方網站上，和提問信箱一樣受到熱烈歡迎的，就是林林總總的經驗談，以及斷食前後的比較照片。看過經驗談後，可以發現能幫助大家成功的秘訣，或是找到擁有相同煩惱的人尋求共鳴，也能看看前後比較照片，讓人充滿希望。

除此之外，網站上也刊載了關口先生的專欄、媒體報導等最新資訊、網聚等交流會以及活動情報的內容，由多方面支援著手挑戰週一斷食的朋友們！

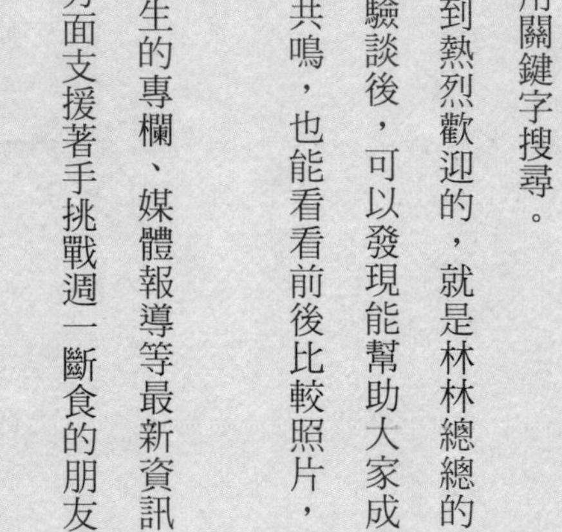

提問信箱（peing.net）

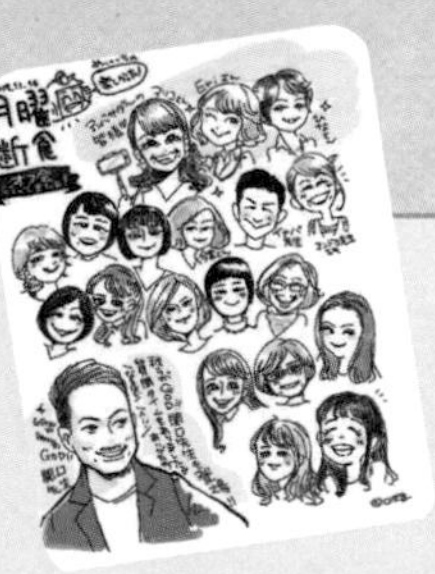

網聚參加者的似顏繪（by Robo子）

週一斷食族網聚囉！

實行週一斷食的朋友，可以藉由網聚實際交流，聽聞網聚要在東京都內舉辦，編輯部馬上突擊採訪！

十五名參加者中，半數以上都是第一次與會，還有從山形縣及岡山縣遠道而來的朋友。一開始甚至有人神色緊張，說他是「鼓起勇氣才來的」，大家開懷暢笑聊著週一斷食的各種話題，還有人互相尋問 Twitter 用戶名後，才恍然大悟「原來是那個人」，氣氛非常熱絡。一問實際年齡，發現和年輕的外表落差大到令人訝異，看過週一斷食前的照片後，彼此也會大方讚賞一路走來的努力，這全是因為大家都是一起苦過來的週一斷食族，才能出現這樣的共鳴。果然讓人親眼見識到，女生在歷經減肥之後，身心都能脫胎換骨。

比手畫腳分組比賽玩樂過後，終於來到引頸期盼的關口先生提問時間。比方像是睡眠以及不食日如何挨過空腹的問題等等，想知道的事情都能直接詢問關口先生，得到本人親口回覆的建議後，大家都十分滿足。仗著關口先生的論點：「情緒浮躁所導致的過食會害人發胖，但是快樂享用食物時在血清素作用下，隔天體重只會微幅增加」，於是大家盡情吃喝，度過了超級幸福的二個半小時。下次想要參加的朋友，請馬上追踪 Twitter 的官方帳號吧！

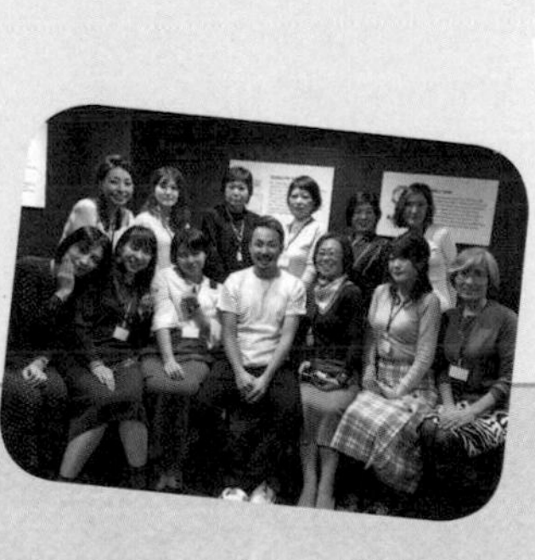

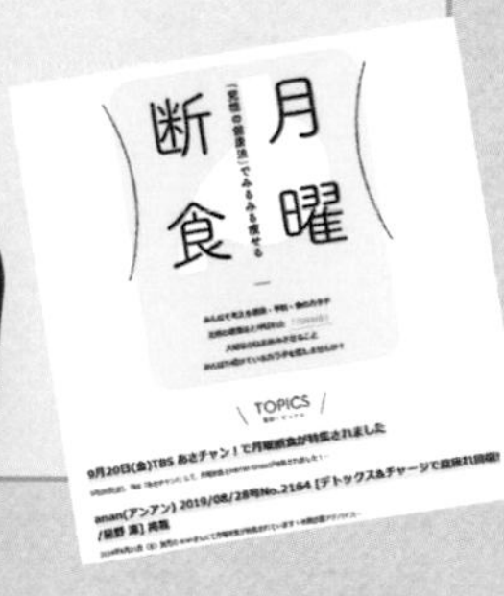

大受週一斷食族歡迎♪ Close-up!

網路爆紅家常菜
敦子的好食料理

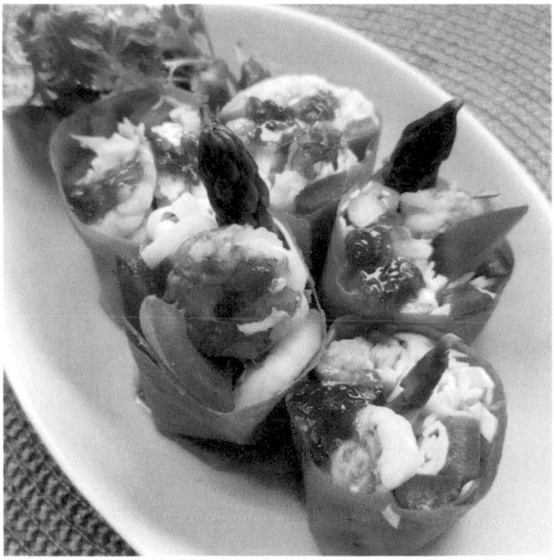

豆腐麵線生春捲

材料（2人份）
豆腐麵線…1/2 包
蘆筍…2 根
蕃茄…1/2 個
沙拉油…1 大匙
蛋…1 個
水煮蝦…小隻的 8 隻
薄片蔬菜…2 片
辣醬…適量

作法

1 豆腐麵線瀝乾水分。蘆筍保持硬度燙熟後切成 3cm 寬，蕃茄去蒂切成長條狀。沙拉油倒入平底鍋中勻開，製作炒蛋。

2 作法 1 和水煮蝦排放在薄片蔬菜上捲起來，捲好後輕輕壓入水中浸泡。切成適口大小，再搭配上辣醬。

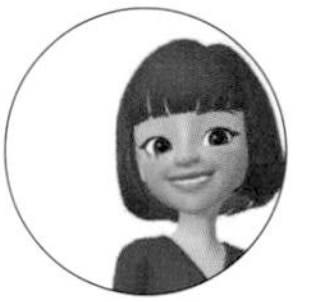

敦子
Twitter 帳號 @tonko __ chan
敦子小姐第一次執行 4 個月的週一斷食計畫，便成功減下 14kg。身為貪吃鬼的她，一直維持住－ 12kg 的體重，她用來週一斷食計畫的健康食譜，受到了很多人的歡迎。

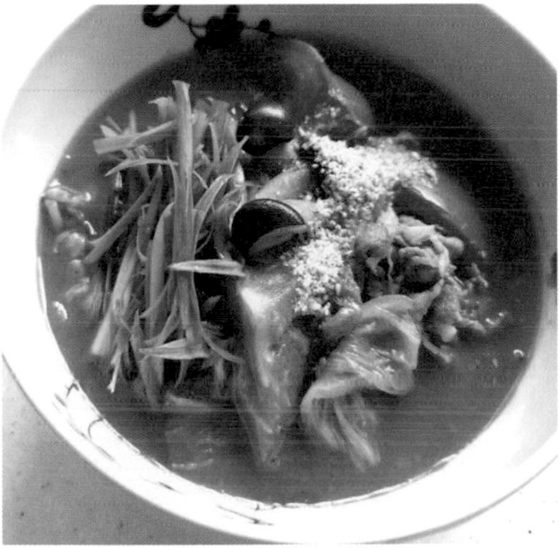

豬肉泡菜蕃茄湯

材料（2人份）
涮涮鍋用豬五花…200g
鴻喜菇…1/2 包
蕃茄…大顆的 1 個
麻油…2 大匙
泡菜…150g
水…500ml
雞高湯粉…少許
青蔥…4 根
芝麻粉…適量

作法
1 豬肉切成適口大小。鴻喜菇切除根部後撕散。蕃茄大略切碎。
2 麻油倒入鍋中勻開，以中火拌炒豬肉和泡菜。待豬肉煮熟後倒入水，滾沸後加入鴻喜菇和蕃茄以小火燉煮約 3 分鐘。以雞高湯粉調味後盛盤，最後撒上斜切的青蔥、芝麻粉。

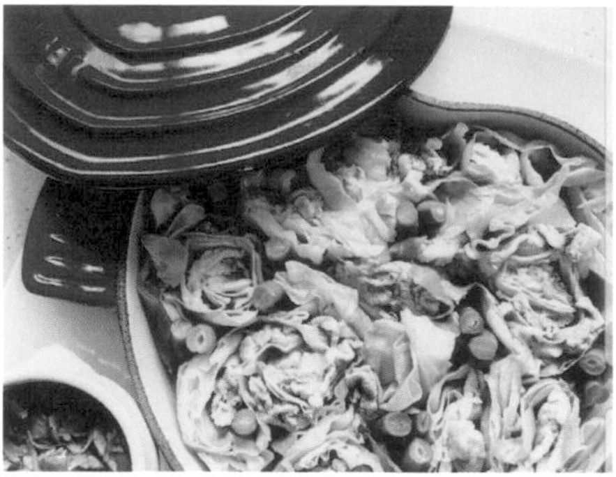

蒸高麗菜豬肉

材料（2人份）
豬五花火鍋肉片…200g
高麗菜…1/4 個
四季豆…8 根
香菜…適量
柚子醋…適量

作法

1 豬肉切成適口大小，高麗菜和四季豆切成 5cm 寬。

2 將高麗菜、豬肉、四季豆不留縫隙地塞滿整鍋。倒入 1/3 鍋的水（分量外），蓋上鍋蓋後以大火加熱。煮滾後轉小火，蒸煮到肉熟透為止。最後搭配加入香菜碎的柚子醋享用。

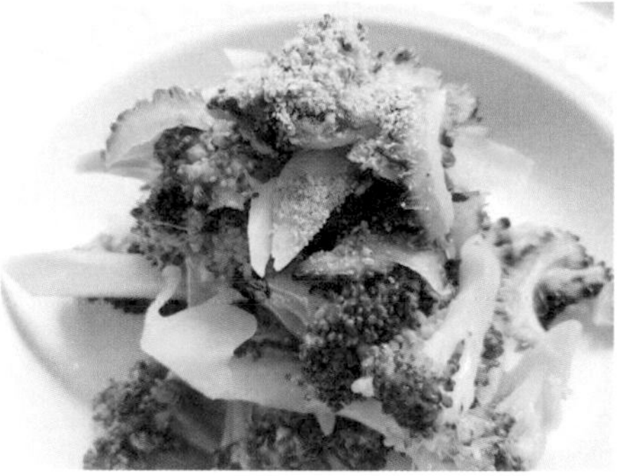

青花菜苦瓜韓式拌菜

材料（2人份）
青花菜…1/2 株
苦瓜…1/2 條
麻油…1 大匙
鹽…少許
芝麻粉…適量

作法

1 將分成小朵的青花菜燙熟後（不要燙太軟），將水分確實瀝乾。苦瓜縱切對半後去籽，切成薄片後汆燙 1 分半鐘左右再撈起，並用廚房紙巾包起來將水分擰乾。

2 作法 1 倒入容器裡再拌入麻油，以鹽調味後撒上芝麻粉。

sweets

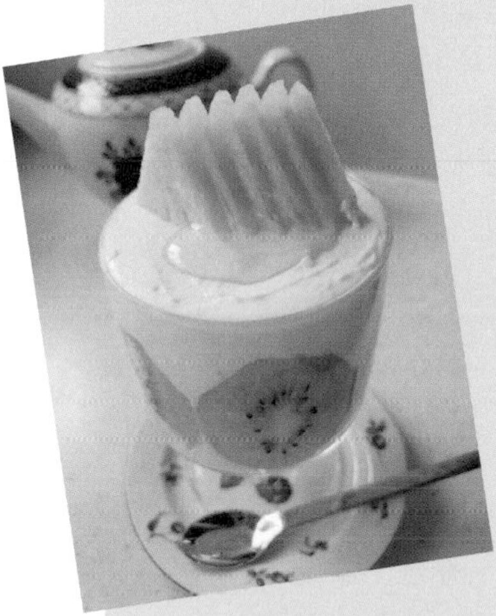

水果優格起司甜點

材料（2人份）
優格…200g
馬斯卡彭起司…100g
季節性水果…2 種左右
蜂蜜（依個人喜好）…1 小匙

作法
1 優格倒入不鏽鋼的咖啡濾杯中，冰在冷藏庫一個晚上製作成希臘優格，再和馬斯卡彭起司充分拌勻。
2 當季水果切好，排放於玻璃容器內，上頭倒入作法 1 後，用刀子將表面抹平。依個人喜好淋上蜂蜜，並裝飾上水果。

希臘優格

利用咖啡濾杯來製作會比較簡單。也可將鋪有廚房紙巾的濾網擺在調理盆上，取代上述作法。

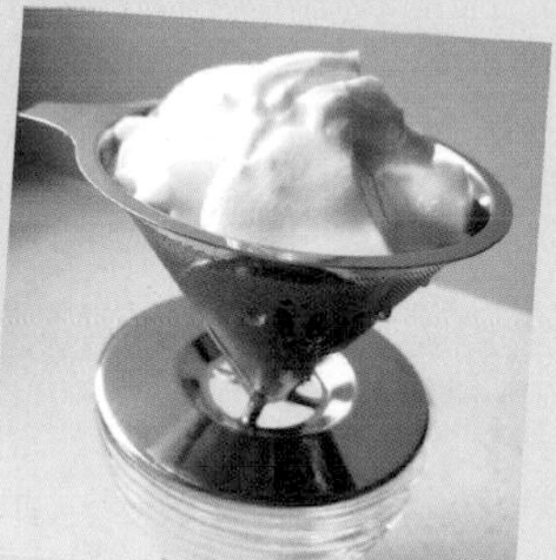

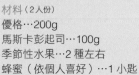

有效改善肥胖、糖尿病、慢性病⋯⋯

科學實證「週一斷食」的健康奇蹟

知名的糖尿病、減肥專科醫師工藤孝文醫師，與作者關口賢先生的首次對談實錄。他們將針對目前臨床進行的斷食治療現況，以及依循中醫發展醫療的可能性，討論中西醫共同認證的斷食健康奇蹟！

關口　之前「MORNING CHANCE」＊節目在介紹週一斷食時，就是委請工藤醫生以醫學的角度，為大家說明了斷食的功效。

工藤　斷食的效果在醫學方面已經獲得證實，我在治療糖尿病以及減重上，一般也都會採取部分斷食的方式，因此節目組請我說明斷食的效果。

關口　最近我發現，有愈來愈多人在減肥時，除了想瘦下來之外，他們也想要改善不適症狀，健康意識日漸提升，關於這點工藤醫生的看法如何？

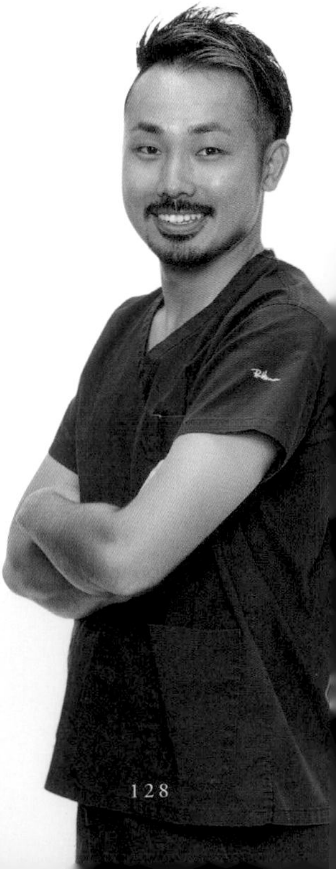

針灸師 **關口賢**

工藤　我在門診時也有發現這種現象，大家會為了改善肩膀痠痛或是失眠而減肥，另外也有反過來因為減肥成功，因此解決了憂鬱以及各種慢性病的例子。因為只要戒除像是高糖效應（食糖後興奮感）的不良習慣，減少內臟脂肪後，多數的不適症狀便會好轉。

關口　確實如此。

工藤　我認為，減肥大敵就是「吃到飽」，我也經常鼓勵患者：「每次減肥三天就放棄的人，只要重覆七次，就能熬過三週時間。」掌握減肥成功與否的關鍵，唯有養成習慣，不過很多人都能夠持之以恆地執行週一斷食，充分展現出成果，實在是很厲害。

關口　我在設計週一斷食計畫時，曾經分析過許多人的身體狀況，藉由這些經驗，才懂得如何將週一斷食計畫徹底融入日常生活當中，變成一種習慣。很多人都跟我說，以一週時間作為一個循環，容易營造出規律的生活，即便有哪一週破戒了，也方便重頭再來一次。

*「MORNING CHANCE」（あさチャン）為日本ＴＢＳ電視台週一至週五早上6點到8點的帶狀節目，內容為介紹最新的各種話題資訊以及熱門的討論關鍵字。

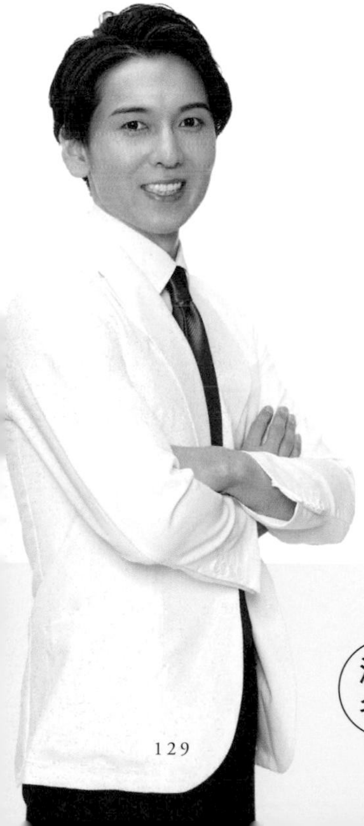

減重名醫 **工藤孝文**

工藤　研究已經證實，週一斷食比起每天戒慎恐懼地控制熱量，來得更有效率，非常適合融入日常生活當中。斷食後，體內的葡萄糖在半天內會完全觸底，利用肝臟分解脂肪後，再產生出酮體。酮體作用於DNA後，可活化粒線體，而粒線體能產出龐大能量，因此很容易瘦下來，這就是身體的運作機制。

關口　意思就是說，這樣就會啟動易瘦開關。

工藤　沒錯，而且身體會產生所謂的「斷食記憶」，也就是說，斷食持續一段時間之後，即便酮體減少了，粒線體還是能持續燃燒脂肪作為能量來源。在最近的研究中，釐清了酮體的分子運作機制，也發現斷食後腸道菌叢會改變、全身的脂質代謝亢進的來龍去脈。斷食還能使體重開始出現變化，因此遇到因為停滯期而失去減肥動力的患者，我都會建議他們：「如果可以的話，今天晚餐試著斷食看看。」

情緒調節能力，竟然就是「減肥力」！

關口　畢竟只是晚餐不吃而已，大家都還蠻容易接受的。

工藤　當斷食成為媒介，讓一直停滯的體重開始下降之後，在大腦內運作的神經傳導物質「腦內啡」就會分泌，使人心情愉悅，會讓人又能再度積極地投入減肥。

關口　患者的這種情緒調節，其實是非常重要的一環。

工藤　一點也沒錯！已有報告指出，肥胖或是糖尿病的人，大腦額葉的機能通常很差；額葉主管情緒掌控這方面的社會行為，因此這些患者情緒容易不穩定，而且會中途打斷別人談話。

關口　我遇過很多人不等另一方把話說完，譬如用「但是」、「因為」這些開頭打斷對方（笑）。

工藤　但是這並非是因為這個人的個性使然，而是大腦出問題了。相信等他們瘦下來之後，性格就會變沈穩。藉由斷食讓內臟休息，改善腸道環境之後，腸道就能開始製造出血清素的前驅物。最後大腦內的血清素也會增加，於是憂鬱的感覺就能一掃而空了。

關口　透過斷食調整腸道環境後，明顯可見睡眠品質改善了，身體狀態也會變好。今天我想要特別請教工藤醫生的問題，是有關您專業領域的糖尿病。前來我針灸治療院的患者，許多都是未來可能罹患糖尿病的肥胖體質。

工藤　肥大的脂肪細胞會分泌出有害的脂肪細胞素，阻礙胰島素發揮作用，這就是造成糖尿病的原因之一。靠斷食使內臟脂肪減少後，就能改善胰島素的敏感性，因此有助於預防糖尿病。對於已經罹患糖尿病的患者，我通常會一面控制他們的用藥，同時將斷食納入治療的一環。許多人經過一年左右，就能停止注射胰島素囉！

關口　這樣真是叫人充滿希望呀！但是正在接受胰島素治療的人，斷食會不會很辛苦呢？

工藤　這個問題很好。一大早血糖值就很高的人，有時在斷食期間，空腹時還是需要服用降血糖藥，另外正在注射胰島素進行治療的人，恐有發生低血糖的危險性，因此必須中斷藥物或是漸減藥物劑量。在這部分，我會配合患者調整藥物的種類及減量。有糖尿病的

對於已經罹患糖尿病的患者，我通常會一面控制他們的用藥，同時將斷食納入治療的一環。許多人經過一年左右，就能停止注射胰島素囉！

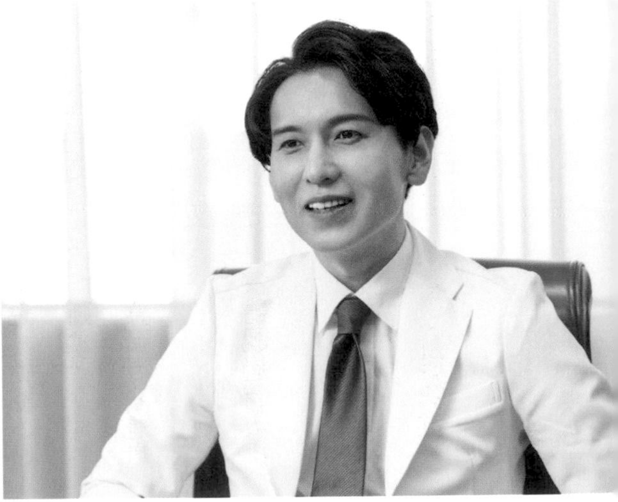

工藤孝文／內科醫師。曾任職於大學醫院等單位，目前在福岡縣三山市開設工藤內科提供地區醫療服務。曾受邀擔任日本各大電視台知名節目的來賓。

人，有時會有低血糖及合併症惡化的疑慮，因此一定要向主治醫師諮詢。

關口 所以說，主治醫師對於斷食的見解不同，斷食方式也會有所差異。

工藤 差異很大的。一聽到斷食，還是有很多患者以及第一線的醫師會感到不安，因此希望今後能讓更多人，了解斷食在治療方面的可能性。

關口 大家對於斷食的諸多疑問當中，就有人質疑空腹時間一長，膽汁濃度高、可能會產生膽結石，針對這一點，工藤醫生有何看法？

工藤 的確有報告指出，空腹狀態長時間持續容易引發膽結石。不過一般來說，膽結石都是體型偏胖，且膽固醇高的中年女性才容易罹患的疾病。很難斷定每週一次的斷食計畫連續執行幾個月，就會產生膽結石，我認為比較合理的說法是，體質以及過去的飲食習慣才是息息相關的重點。

關口 我的看法和您一樣。過去我曾指導過數萬人斷食，在這當中，從來沒聽說過有人出現這種情形。

工藤 現在的主流觀念，反而變成要盡量拉長空腹時間，活化粒線體，身體才會更健康。依據美國的調查結果證實，每個月會斷食一整天的摩門教徒，相較於一般民眾，心臟病發作的機率僅三十九％，糖尿病為五十二％。斷食對於健康的益處，可說遠比壞處更多。

關口　不過也有人擔心，斷食會造成肌肉流失。

工藤　一天攝取不到七百卡的話，肌肉量一定會逐漸下降，因此最好做些運動培養肌力。

不想運動的人，可以這樣增加燃脂效率

關口　對於基礎代謝低，肌肉量原本就少的人，我也會建議他們做運動。但是想「靠運動瘦下來」的話，容易減肥失敗，因此我都會告訴他們，等到體脂率降到三十％以下再做運動就好。

工藤　沒錯，想靠運動瘦下來確實很難。一般我會建議患者利用NEAT（非運動性熱量消耗，Non-Exercise Activity Thermogenesis），透過日常生活中的活動來燃燒脂肪。一天所需的總熱量當中，運動只佔0至5％，NEAT卻佔了二十五至三十％。與其一週上二次健身房，倒不如一邊刷牙一邊做深蹲，或是平時快步走，在日常生活中增加消耗的熱量，這樣會來得更有效率。

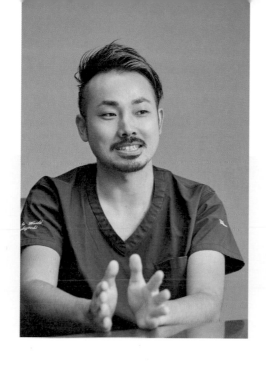

藉由斷食讓腸胃休息，同時利用「NEAT」提升代謝，相信這樣對於延長健康壽命十分有幫助。

關口　藉由斷食讓腸胃休息，同時利用NEAT提升代謝，相信這樣會十分有助於延長健康壽命。

工藤　今後醫療的主角，肯定會是預防醫學。如何讓患者減少用藥，提升生活品質，才是最重要的事情。我都將斷食視為「身體的正念療法」，就是為了讓失衡狀態回歸中庸，使身體暫時淨空的養生法。

關口　藉由一次排空，調整身心，這真是中醫的智慧呀！感謝工藤醫師今天與我進行這場收穫滿滿的對談！

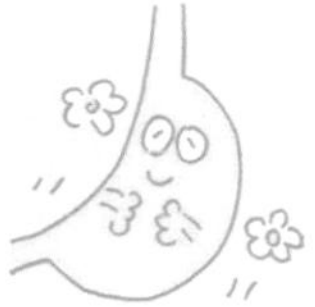

週一斷食執行中！大家最想知道的Q&A

【斷食日當天的飲食疑問】

Q　第一次斷食那天，肚子一直咕嚕咕嚕叫，害我在電車上還有辦公室裡覺得很不好意思，最後實在受不了，就吃了午餐。不知道有沒有什麼好方法，可以解決這種情形？

A　時間是最好的良藥，別無他法。肚子會叫，是因為過去吃太多將胃撐大了，證明現在胃為了回復到原本的大小（約莫二個拳頭大），正在拼命努力。持續進行週一斷食計畫的期間，就必須忍受這種現象，直到胃部縮小為止。

Q　我長期固定攝取營養補充品，在斷食日這天也照樣能吃嗎？

A　營養補充品必須和飲食一同攝取才有意義。因此在不食日這一天，未必需要吃。

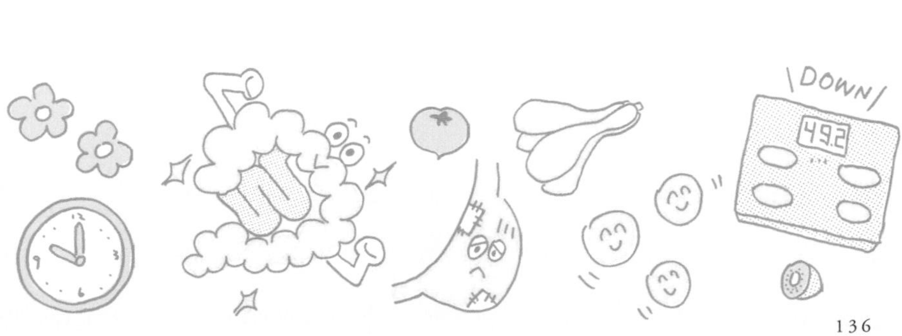

Q 我在斷食日這一天會頭痛，如果要吃市售的止痛藥，可以搭配一些食物嗎？

A 包含斷食日在內，希望大家在進行週一斷食計畫的期間，盡量不要依賴藥物。因為在斷食或是限醣良食所引發的身體不適及變化，代表你的身體現在出現變化了。中醫主張「先破壞再建設」，反觀藥物則是依據西醫「先鎖定再治療」的觀念研發而出；當身體好不容易開始出現變化（如頭痛），卻用藥物將這些變化壓下去的話，實在太可惜。腸胃藥以及皮膚病的藥膏也是同樣道理，不過正在服用醫師開立處方的人，請遵照主治醫師的指示用藥。

Q 斷食日可以每週不同，例如這週設定在週二，下週改成週三嗎？

A 週一斷食計畫的設計原則，是以一週時間為一個循環，重覆四次形成一個完整的計劃，每週固定在同一天的好處是，身體才容易養成規律。不過配合預定行程，變更不食日也不會破壞斷食計畫。此時請大家同樣不能改變「不食→良食→美食」的流程。

Q 美食日一定要連續二天嗎？因為工作的關係，想要改成週四和週日……。

A 將美食日分開完全沒有問題。但是請大家留意，斷食日的隔天千萬不能設

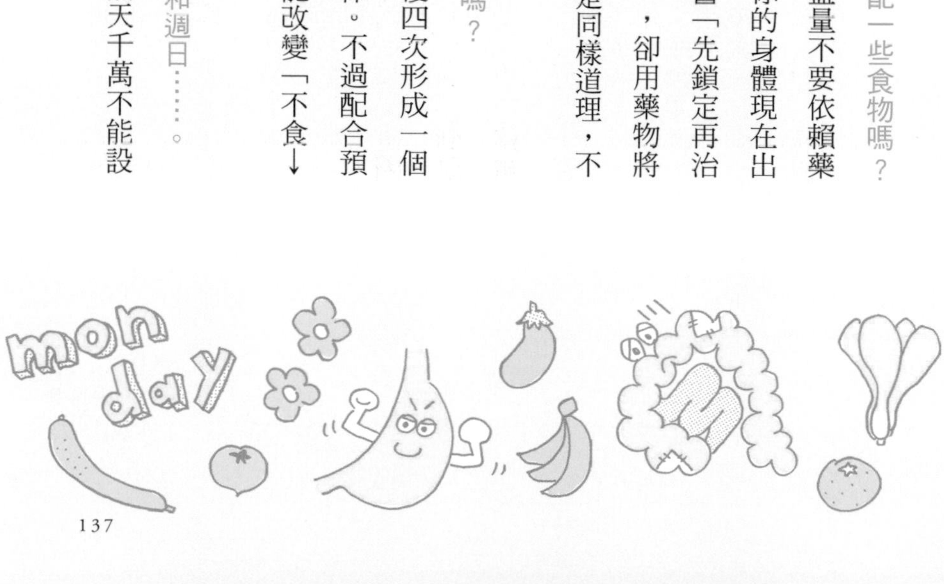

定成美食日。斷食日之後的幾天，務必要安排回復餐與良食日，接著才能再安排美食日。

Q 如果突然有飯局，斷食日隔天的晚上得吃美食時，有什麼因應對策嗎？

A 即便是晚餐，回復餐那一天還是希望大家能避免吃美食……，不過有時也會有不得已的時候。此時不妨趁機練習外食如何擇食，減輕身體的負擔。假如能夠點餐，請選擇類似沙拉、毛豆、生魚片這類比較接近原型食物的餐點。雖然蔬菜天婦羅以及牛排也類似原型食物，但是油脂和肉塊需要花較長時間消化，因此應減少攝取。另外，如能事先設定「用餐結束時間」的話，也能防止過食的情形。如果過食了，請再調整成隔天晚餐進行斷食。

Q 有事情無法安排斷食日的那一週，可以安排二天的晚餐進行斷食嗎？

A 一週安排二至三次在晚餐斷食，效果幾乎和一日斷食差不多。斷食並非最終目的，重點是要讓胃部淨空，使腸胃獲得時間休息。掌握這些原則，在斷食期間隨機應變即可。

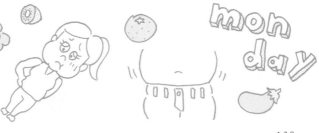

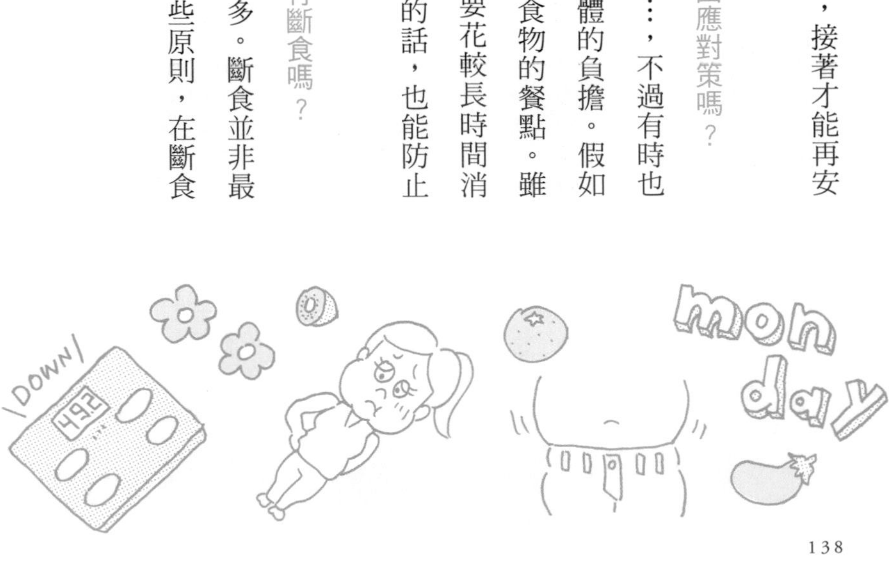

【斷食之後，其他六天的飲食問題】

Q　週一斷食計畫進行了兩個月，早餐吃優格吃到膩了怎麼辦……？

A　不妨改喝無糖優酪乳吧！和優格一樣，都能攝取到乳酸菌等必需營養素。另外也建議大家可以運用回復餐的食譜準備每天的早餐，偶而也能吃些以高湯為基底的湯品還有果昔等等，換個心情試試看。

Q　雖然愛吃優格，但是我有過敏所以不能吃水果，這樣早餐可以只吃優格嗎？

A　單吃優格也無妨，但是從水果攝取得到的酵素及維生素等營養素，最好從蔬菜或是納豆等發酵食品加以補充，這樣營養才夠均衡。

Q　是不是最好不要用市售的沙拉醬？

A　只要控制適用量，喜歡的醬汁還是可以吃。凡事切記適量即可。等到味覺變敏感後，說不定會開始覺得天然鹽和橄欖油更美味喔！

Q　希望早一步看出成果的話，可將美食日改成良食日嗎？

A　週一斷食計畫不像一百公尺短跑比賽，比較像是馬拉松。與其衝刺加速、累得上氣不接下氣，倒不如寬鬆配速、游刃有餘地奔向終點。「在美食日這一

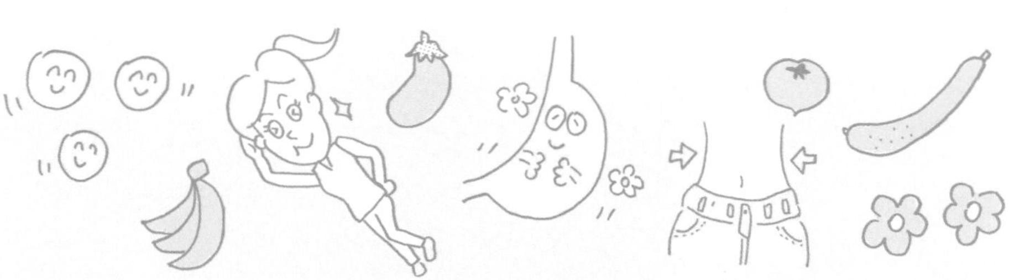

天也想吃很多蔬菜」的人，當然也可以多吃蔬菜，但要留意蛋白質不足的問題，請別忘了聆聽身體的需求喔。

【進行週一斷食計畫，有這些身體狀況……】

Q　展開週一斷食計畫已經兩週時間了，感覺比之前更容易怕冷……，為什麼會這樣呢？

A　產熱能力不佳，容易怕冷的瘀血型、水滯型，有時會在週一斷食期間感覺更容易怕冷。這時候記得先喝些溫開水，避免身體冷卻。另外也強烈建議大家，除了參考前文介紹過的溫冷浴，還可以「早上泡澡」。浸泡在40℃左右的熱水五至十分鐘後，即可打開交感神經的開關，代謝提升後便不容易覺得冷，同時也會容易瘦下來。

Q　自從展開週一斷食計畫約莫一個月後，開始頻繁打嗝，讓人很困擾，該怎麼辦？

A　推測原因有兩點。第一，氣滯型的人經常出現打嗝等症狀。第二，腸道機

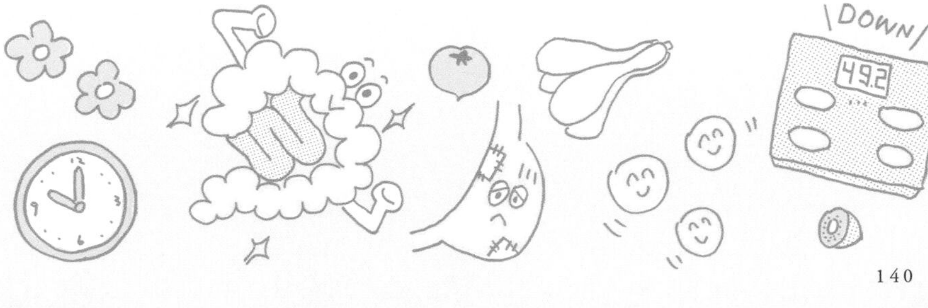

能變差，氣體有時會逆流而上出現打嗝現象。只要持續進行週一斷食，等到體質改變後，這種症狀就會有所改善。

Q　開始週一斷食後，感覺掉髮變嚴重了。據我所知，營養不足以及限醣等原因都會導致掉髮，再這樣下去不會出問題嗎？

A　週一斷食計畫的設計原則，能讓大家在一週內攝取到最低限度的必需營養素，足以維持健康，因此請大家放心。掉髮的原因，和熬夜、睡眠不足、滑手機等3C成癮、壓力比較有關係，先確認自己有沒有這些狀況。中醫認為掉髮以及髮量稀疏，原因出在血液不足，因此請提醒自己攝取下述食材。

補血食材——蔬菜：菠菜、小松菜、鴨兒芹／水果：草莓、奇異果、柑橘類／蛋白質：黑豆、羊栖菜、黑木耳

Q　週一斷食計畫進行一個月後，感覺PMS減輕了，但是生理痛卻反過來變嚴重了，究竟是什麼原因，如何解決呢？

A　PMS與氣流息息相關，生理痛則和血流關係密切，氣血循環大多會相互影響，氣流改善後、PMS會跟著減輕，但是血流需要多一點時間才會改善，因此

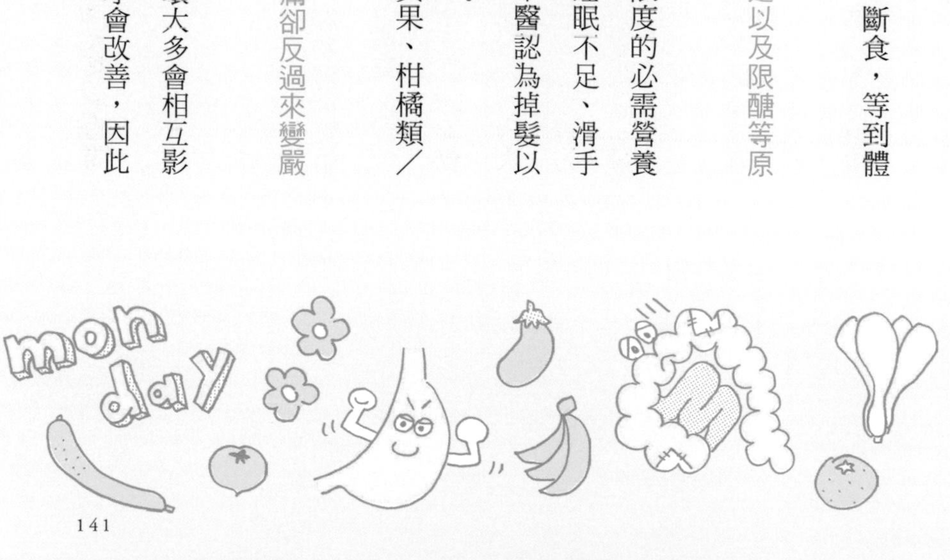

很有可能會覺得只出現生理痛的情形。我發現會生理痛的人，許多都會手腳冰冷，藉由攝取溫食、做好保暖工作，相信很容易即可改善。

Q　原本很期待斷食日隔天可以排出宿便，沒想到好像便秘了，讓人好失望……為什麼會這樣呢？

A　宿便不一定會排出體外。例如食物容易在消化系統內腐敗的濕熱型，藉由斷食解熱後，老廢物質容易形成宿便、排出體外，但是濕熱型以外的體質，在氣、血、水的循環好轉後，身體會用不同型式進行排毒，所以請大家放心。

〔這些狀況，適合週一斷食嗎？〕

Q　我先生體型纖瘦，胃功能不好，像這樣體力不好的人，也可以藉由週一斷食改善體質嗎？

A　身材瘦、又很怕冷，容易疲勞的體質，中醫稱之為「虛證」，不過週一斷食比較適合用來改善身體較胖、容易煩躁，偏「實證」的人。原本就是身材瘦弱屬於虛證的人，或是極端缺乏體力的人，首先必須適度運動，以及留意優質

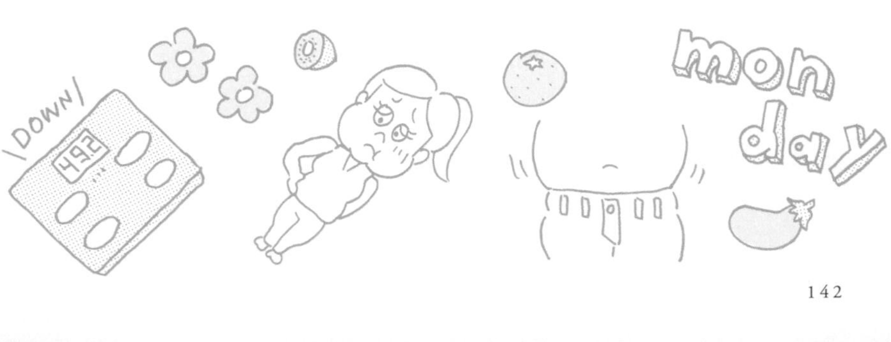

蛋白質的攝取，好好提升基礎代謝會比較恰當。接下來，建議從晚餐斷食開始慢慢嘗試。

Q　過去因為飲食障礙，曾有一段時期無法進食。後來在反作用影響下，也曾經為暴食症所苦，目前症狀總算穩定下來了。像我過去有這種經歷的人，也可以展開週一斷食計畫嗎？

A　週一斷食容易展現成果，因此「過度」限制飲食超出所需，或是對數字十分敏感，不是不吃、就是吃到十分飽的話，會十分危險。過於極端的飲食方式，恐導致身心失調。假使大家擔心自己可能有某方面的傾向，一開始不要設定不食日，改在週一至週五這段期間每天吃良食，六日再盡情享用美食，先試著讓身體養成規律的飲食吧。光是這樣做，也能讓身體養成適量、適當的飲食習慣。

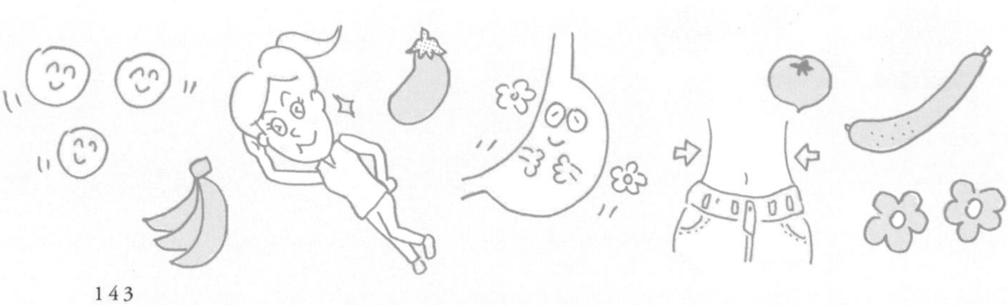

週一排毒營

三天二夜

體·驗·分·享

「dormy inn」為週一斷食者提供了膠囊旅館式的住宿特別專案，這次就由本書寫手今富夕起首次挑戰。快來潛入「讓人變美」的秘密基地一探究竟！

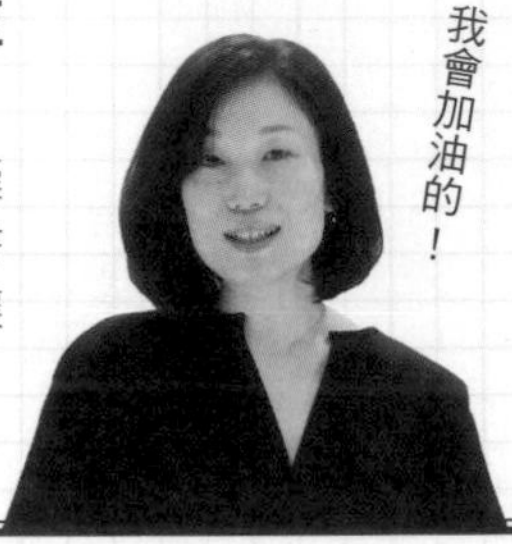

我會加油的！

週一斷食同好介紹我一個好去處，「能在不受誘惑的地方輕鬆度過斷食日」，這個地方就是「global cabin 東京水道橋」，可以在這裡展開三天二夜的「週一排毒營」。很多人不知道膠囊旅館式的客房是個怎樣的房間，其實好東西不先來試試看是一大損失。於是我先預約再說，決定在某個星期天的傍晚，出發前往JR水道橋站！

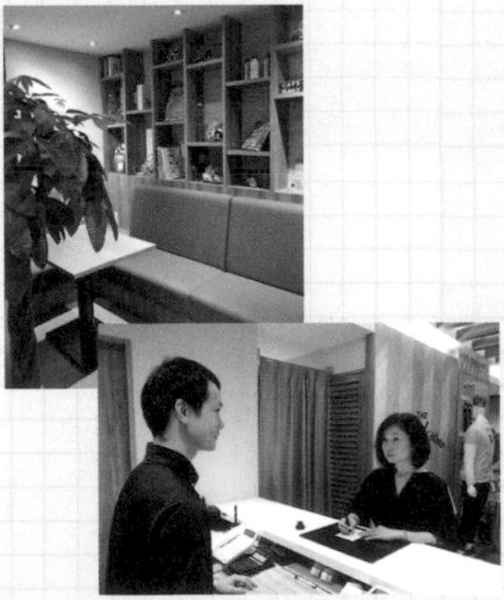

大廳為木製裝潢，充滿大自然氣息。

距離車站走路一分鐘，就位在東京巨蛋前方，一路順利抵達。抱著些許緊張的心情，走到二樓櫃台後，發現整個空間十分明亮。年紀輕輕的工作人員，人人笑容可掬，感覺非常親切。接過鑰匙手環和果昔，再請工作人員將特別專案的外借用品：《週一斷食計畫》的書籍和體重計送到客房後，第一步先走向免費吧台。住宿期間，這裡準備的排毒水等飲料全部無限暢飲。而平日中午，這裡則會提供以切碎沙拉為主的餐廳「Ginsai Kitchen」，所以經常找不到午餐吃的週一斷食族，千萬不可錯過。

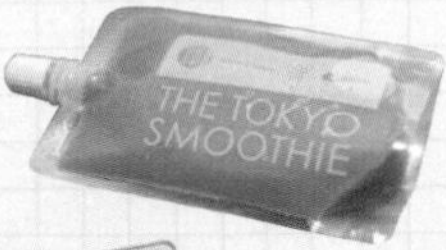

使用青森雪藏紅蘿蔔的特製果昔。

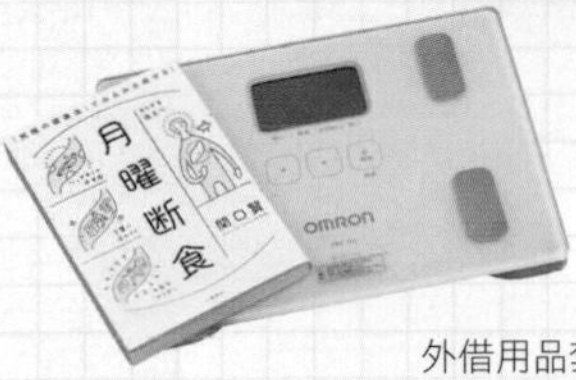

外借用品套組。

喝過兩杯鮮果排毒水，小憩片刻後，馬上朝膠囊客房邁進！保全方面十分嚴密，升降梯使用鑰匙手環感應後，只有可停留的樓層燈會亮起。通往膠囊客房樓層的門禁，也必須使用鑰匙手環才能解鎖進入，走進後左右兩側則是成排的折

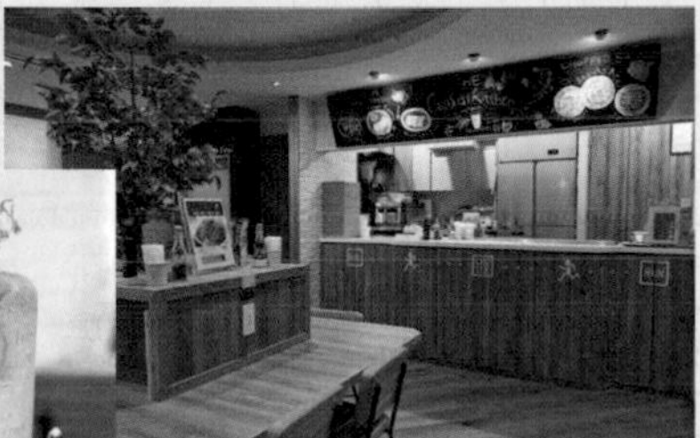
蔬菜料理豐富的廚房。

排毒水無限暢飲。
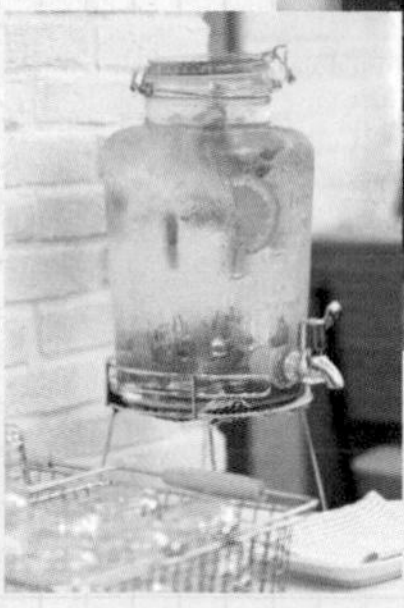

疊拉門。但是有別於枯燥無味的商務旅館，這裡瀰漫著溫馨時尚氛圍，令人愈來愈發期待。挑高的室內毫無壓迫感，空間比想像中來得寬敞。書桌大小讓人在工作時感覺綽有餘裕，甚至備有電腦也放得進去的深型保險箱，讓人很安心。

膠囊客房內的床鋪，是個大小適中光線昏暗的「窩居空間」。腳邊放置電視，枕邊還設有耳機、電源插座、ＵＳＢ插座。生性懶散的我，睡在方便移動的下床，不過雙層床的上床空間，簡直就像秘密基地一樣，睡在這裡的人或許可以體驗一下兒時的夢想。

簡直就像露營一樣。

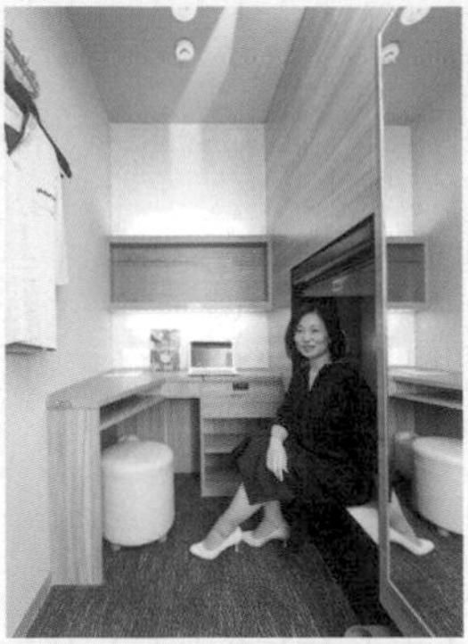

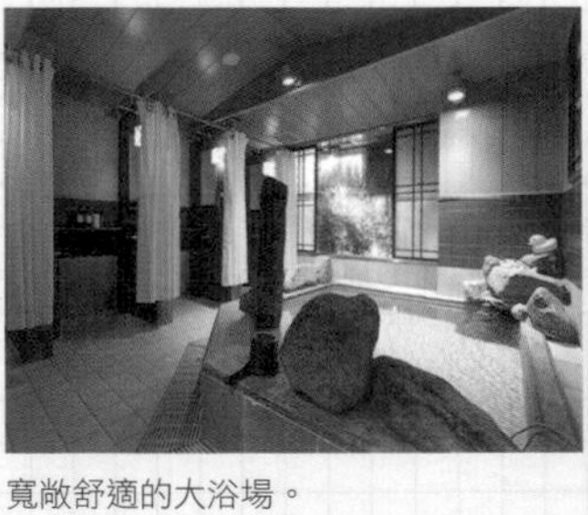

寬敞舒適的大浴場。

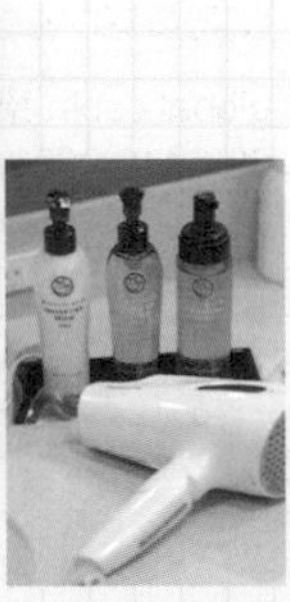

休息片刻之後，我喝下了這天的晚餐，「SNOW CARRO～深浦雪藏紅蘿蔔」。食材的鮮甜滋味令人印象深刻；雖然美味，但是只喝這點分量實在不夠滿足。急忙來到鄰近的便利超商，加買了即食雞胸肉，接著回到客房準備洗澡了！

用充足水壓沖過澡後，整個人煥然一新，接著泡在雙腳能夠打直的寬敞石製浴缸裡，享受著溫泉的氛圍。沐浴用品以及基礎化粧品無一不備，吹風機還有負離子功能！其他設備還包含了枕頭、取代冰箱的保冷袋、蒸氣熨斗以及外借漫畫，想得到的都有，實在好貼心。

而且在這裡一大早就能洗澡，所以可以參照關口先生的建議，週一早上沖澡、讓代謝提升後出門上班，晚上再回來窩在這裡。待在這裡的誘惑少，還能馬上躺下來休息，也可以專心讀書，讓難熬的不食日減輕一大半的痛苦！週二早上也喝得到適量的果昔，不需要準備早餐這點實在很得人心。上班族也能從這裡通勤上班，宛如「都市裡的斷食道場」，我一定還會再度光臨！

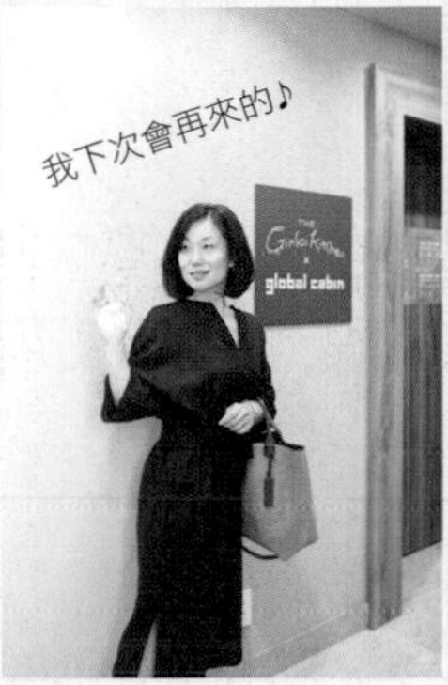

global cabin 東京水道橋
東京都文京區後樂 1-2-2
03-3816-5489
交通資訊：JR 水道橋站西口，走路 1 分鐘
IN 17:00 ／ OUT 10:00

【週一排毒營方案】
3 天 2 夜￥10,200 圓（含稅）起
【特別專案】THE TOKYO SMOOTHIE「SNOW CARROT～深浦雪藏紅蘿蔔」×3 杯、木炭水 ×1 瓶
排毒水可在 2F 餐廳，於 17:00～01:00、6:30 分～10:00 間無限暢飲。並提供《週一斷食》書籍、體重計外借服務。．另有 2 天 1 夜專案￥5,100 圓（含稅）起。

【同步實施分店】
global cabin 東京五反田
03-3442-9686
global cabin 橫濱中華街
045-226-5489
dormy inn・global cabin 濱松
053-451-5489

減到理想的體脂率後

「維持體重期」的菜單，良食日午餐自由吃

身體會依照「體重↓體脂率↓體型↓體質」的順序，逐漸出現變化。一開始體重會下降，感覺體重的數字不再起伏時，接下來換體脂率往下掉，當體重與體脂率都一直在原地踏步，體型便會開始緊實起來。重覆上述過程數次之後，就能逐漸發覺到體質出現變化，比方說「肌膚變美了」，或是「不容易疲勞了」。

想從根本改變體質，最少需要二個月的時間，瘀血型、水滯型的人，則需要花費三個月左右。利用週一斷食計畫的基礎菜單斷食重覆四次之後，現在你的體質已經開始出現變化了。為了避免這個過程停滯下來，第二個月之後的飲食方式變得非常重要。

第二個月以後的菜單該如何安排呢？這時，要參考當你結束為期四週的基礎菜單結束之後，體脂率的數字是多少。首先，尚未達到理想體脂率的人，請依照一開始的基礎菜單，再

持續吃一個月。另外，「是否減重五公斤左右」，也能成為一個參考依據。身體已經習慣週一斷食，希望朝向大幅減重加速達標的人，也可以挑戰下一頁的進階篇。

已經達成目標體脂率的人，請參考「體重維持期」菜單，將週一斷食這套可以持續一輩子的養生法，融入在自己的日常生活當中。體重維持期菜單，在良食日的午餐可以吃碳水化合物、也就是和美食日一樣，可以吃自己喜歡的食物，晚餐會從以蔬菜為主的料理，改成只吃配菜。

第三個月以後，可以繼續參考體重維持期菜單，也可以用過去這兩個月學習正確擇食、不過食的觀念，調整適合自己的飲食方式。至少每個月都能安排一次週一斷食的話，對於身體的健康會很有幫助。

【體重維持期菜單】

	週一**不食**	週二**良食**	週三**良食**	週四**良食**	週五**良食**	週六**美食**	週日**美食**
早	斷食	回復餐 or 當令水果與優格	當令水果與優格	當令水果與優格	當令水果與優格	個人喜好的食物	個人喜好的食物
中	斷食	回復餐 or 個人喜好的食物	個人喜好的食物	個人喜好的食物	個人喜好的食物	個人喜好的食物	個人喜好的食物
晚	斷食	只吃配菜 可飲酒	只吃配菜 可飲酒	只吃配菜 可飲酒	只吃配菜 可飲酒	個人喜好的食物 可飲酒	個人喜好的食物 可飲酒

想瘦七公斤以上！

「進階版」大幅減重菜單，美食日減為一天

「進階版・大幅減重」菜單，是在基礎菜單中多加一次晚餐斷食，美食日只安排在週六這一天。這是專為目標在二個月減重七至十公斤的人，或是體脂率在四十％以上的人所設計的菜單。在一週時間內又拉長了空腹的時間，為的就是讓脂肪燃燒速度更快一些。

想要實現大幅減重的目標，或者是想要盡快感受成效的人，一開始也可以直接挑戰進階篇菜單。不過，既然菜單是「進階」，顧名思義就是飲食習慣會和過去相差極大，起初說不定會相當手足無措。此外，在還沒有養成週一斷食這種「斷食習慣」的階段，會覺得菜單編排過於苛刻，這樣可能會形成很大的壓力。所以一開始最好先嘗試一至二週的基礎菜單，等到身體習慣後，再改吃進階篇菜單，這樣才會進行得比較順利。

另外，第二個月會因為克服最初的一個月而充滿成就感，於是鬆懈下來，這段時間包含飲食內容、每天的飲水量、

睡眠等等，很容易忽略；如果你想找回當初開始斷食計劃的專注投入感，也請務必試試看「進階版菜單」。

有幾點要提醒大家留意，週四晚餐斷食後的隔天，在週五的早餐和午餐都要定位成回復餐。回復餐也要謹慎，避免吃碳水化合物以及高醣食物。

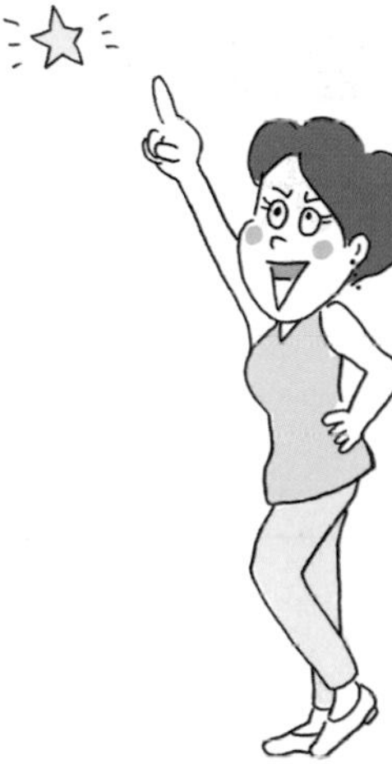

【進階篇・大幅減重菜單】

	週一**不食**	週二**良食**	週三**良食**	良食+ 週四**不食**	週五**良食**	週六**美食**	週日**良食**
早	斷食	回復餐 or 當令水果與優格	當令水果與優格	當令水果與優格	回復餐 or 當令水果與優格	個人喜好的食物	當令水果與優格
中	斷食	回復餐 or 個人喜好的食物	只吃配菜	只吃配菜	回復餐 or 只吃配菜	個人喜好的食物	只吃配菜
晚	斷食	蔬菜湯／沙拉／蒸煮蔬菜／蔬菜為主的料理 可飲酒	蔬菜湯／沙拉／蒸煮蔬菜／蔬菜為主的料理 可飲酒	斷食	蔬菜湯／沙拉／蒸煮蔬菜／蔬菜為主的料理 可飲酒	個人喜好的食物 可飲酒	蔬菜湯／沙拉／蒸煮蔬菜／蔬菜為主的料理 可飲酒

週一斷食計畫，能維持一輩子的健康法

「週一斷食，是我想一輩子做下去的健康管理良方。」

「以前凡事都是虎頭蛇尾，唯獨週一斷食能夠堅持到最後。週一斷食讓我再次找回自信，是我的情緒鎮定劑。」

就像這樣，許多的週一斷食族，紛紛從日本各地捎來他們的回響。週一斷食除了被定位成減肥法之外，如能陪伴大家，成為每日實踐的健康管理良方，是我最開心的事。

我將週一斷食劃分成「治療期間」與「養生期間」；在「治療期間」，能讓大家達成理想中的體重及體脂率，並在數個月內積極改善長期以來的身體不適，實現某種程度的目標之後，再於「養生期間」，持續維持舒適自在的身心狀態。

已經達成目標的人，我要提醒大家，維持體重有助於維持身體健康。在養生期間，即便不再每週斷食了，但是胃部已經縮小，因此每餐食量都能在掌控之內，而且在過食後，只要藉由晚餐斷食自然能讓腸胃獲得休息，所以多數人都能自行取得

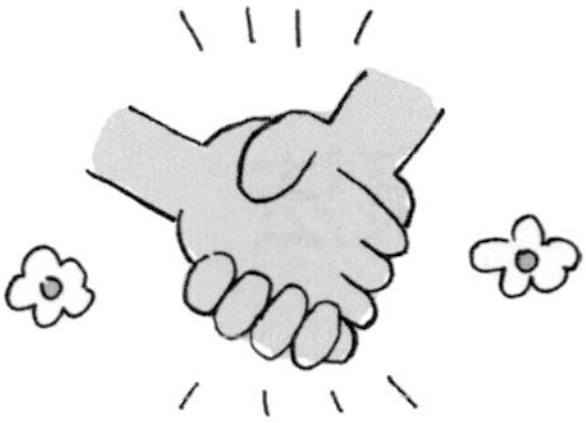

平衡。

我相信，在週一斷食過程中養成的生活習慣——「每天喝夠水」、「盡量在十二點前就寢」、「飲食以蔬菜為主加上優質蛋白質」、「每天認同自己的可取之處」，諸如這幾點都能持以之恆的話，不僅可以擁有健康的人生、也能過得更自在。

每個月安排一天作為斷食日，還有不時在晚餐斷食的人，通常容易維持住體重與體脂率。而且經過幾個月的正確飲食之後，有些人也會再次執行一至二個月的基礎菜單。利用適合個人體質及生活模式的方式，養成週一斷食的習慣加以落實，當你掌握住個人專屬的養生法後，週一斷食將成為你「一輩子的好朋友」，是在你身心背後全力支持、無可取代的至交。

COLUMN

何謂「適當的體重」？

有人曾經問我，週一斷食的終點在哪裡？每個人的年齡、體質、性別以及活動量不同，適當體重會因人而異，並不是任意讓體重一直往下掉最好。

有一個參考依據，就是在接近理想的體脂率後，看看自己能否維持在晚上睡得著、早上起得來的「中庸」狀態。過瘦會讓人沒有體力，容易怕冷，睡眠容易出問題。唯有身體處於最舒適的狀態，才是適當的體重。中庸偏倚時，請再重覆週一斷食計畫。

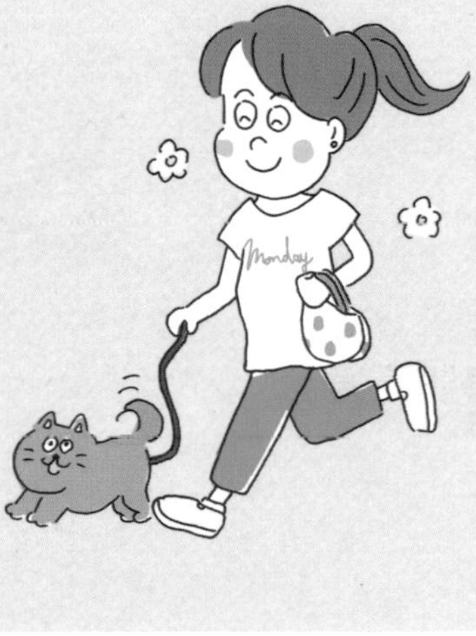

不只是減重計畫，
更是善待自己的生活方式

在進行週一斷食計畫之後，除了在減重方面有明顯的成效之外，
還有這些積極又正向的改變！

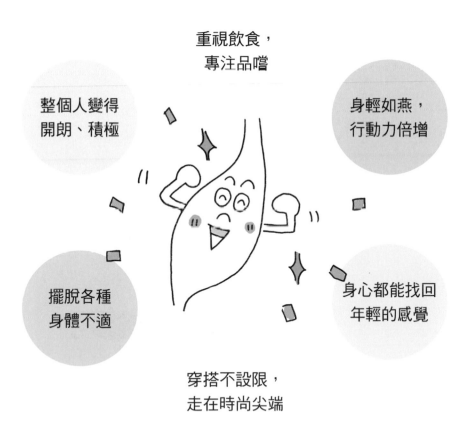

重視飲食，
專注品嚐

整個人變得
開朗、積極

身輕如燕，
行動力倍增

擺脫各種
身體不適

身心都能找回
年輕的感覺

穿搭不設限，
走在時尚尖端

EPILOGUE

改變人生的飲食新文化

「週一斷食」是在我任職針灸師時，接觸了數萬名患者、聆聽他們身體發出的聲音後，才孕育而生。

傾聽身體發出的聲音，讓腸胃休息後，包含容易疲勞、心浮氣躁、情緒低落這方面的身體警報，乃至於疾病發作前一刻的「亞健康」狀態，這些許許多多的不適症狀都能獲得改善。

當身體背負的重擔卸下，無事一身輕後，內心也會變輕快，就連人生都能積極起來——我一再親眼目睹患者們整個人生大轉變的幸福時刻。

正因為如此，我一直相信多數人一定都能接受週一斷食，哪怕需要一點時間，週一斷食肯定將逐漸風靡到全世界。

上一本著作《週一斷食計畫》贏得熱烈回響，許多讀者都已經看過這本書，而且還超乎我的預期，不斷有週一斷食計畫的實踐者，將他們的成果分享在社群網路上，令我十分欣慰。

我還發現一件事，大家都覺得「週一斷食族個個為人親切」，因為執行者們會互相打氣，形成極具默契的社群團體。這次請讓我藉由這個機會，向各位同好致上感謝之意。

此外，本書委請料理研究家 Ryuji 設計了「週一斷食食譜」，才能在書中為大家介紹眾所期待的多樣食譜。其實我和 Ryuji 不但是同鄉，年齡也十分相近，每次稱讚妻子做的料理「好吃」時，往往都是參考了 Ryuji 的食譜，一直覺得和 Ryuji 緣分不淺。儘管他分身乏術，還是答應了我的請求，設計出「腸胃負擔少的食譜」，完成他有史以來「最健康的食譜」，請接受我由衷的感謝。

另外還有撥冗與我進行熱烈對談的工藤孝文先生，以及自上一本著作一直關照我的寫手今富夕起小姐，十分感謝所有人的協助促成本書。

最後，還要向總是支撐我的各位「Harriet Ginza」工作人員，致上十二萬分的謝意。

我有一個夢想，希望未來在廣辭苑中，能看見「週一斷食＝享受飲食的同時，還能讓腸胃充分獲得休息的養生法」這段注釋。我會繼續埋頭奮進，直到週一斷食能在社會中落實，形成一種最新的飲食生活文化！

關口賢

國家圖書館出版品預行編目資料
週一斷食完全實踐版 / 關口賢著；料理監修：Ryuji；蔡麗蓉翻譯 . -- 初版 .
-- 新北市 . 幸福文化出版：遠足文化發行，2020.07
面；　公分
ISBN 978-986-5536-04-6（平裝）

1. 減重 2. 斷食法
411.94　　109008360

好健康 038

週一斷食完全實踐版

10 週減 15 公斤、體脂降 7%！
中斷肥胖飲食循環，打造易瘦體質的最強減重計畫

作　　者：關口賢
料理監修：Ryuji
譯　　者：蔡麗蓉
責任編輯：賴秉薇
封面設計：李涵硯
內文設計：王氏研創藝術有限公司
內文排版：王氏研創藝術有限公司
印　　務：黃禮賢、李孟儒

出版總監：黃文慧
副 總 編：梁淑玲、林麗文
主　　編：蕭歆儀、黃佳燕、賴秉薇
行銷總監：祝子慧
行銷企劃：林彥伶、朱妍靜

社　　長：郭重興
發行人兼出版總監：曾大福
出　　版：幸福文化／遠足文化事業股份有限公司
地　　址：231 新北市新店區民權路 108-1 號 8 樓
網　　址：https://www.facebook.com/happinessbookrep/
電　　話：（02）2218-1417
傳　　真：（02）2218-8057

發　　行：遠足文化事業股份有限公司
地　　址：231 新北市新店區民權路 108-2 號 9 樓
電　　話：（02）2218-1417
傳　　真：（02）2218-1142
電　　郵：service@bookrep.com.tw
郵撥帳號：19504465
客服電話：0800-221-029
網　　址：www.bookrep.com.tw

法律顧問：華洋法律事務所 蘇文生律師
印　　刷：中原造像股份有限公司

初版一刷：西元 2020 年 7 月
定　　價：350 元

【日文原書出版工作人員】
攝　　影：志水隆（料理攝影）
tonko（p.124-127）
平松市聖（p.7、p.128-135）
石川啓次（p.144-147）
內文插畫：WOODY
構　　成：今富夕起

讀者回函卡

感謝您購買本公司出版的書籍，您的建議就是幸福文化前進的原動力。請撥冗填寫此卡，我們將不定期提供您最新的出版訊息與優惠活動。您的支持與鼓勵，將使我們更加努力製作出更好的作品。

讀者資料

●姓名：＿＿＿＿＿＿＿＿ ● 性別：□男　□女　●出生年月日：民國＿＿年＿＿月＿＿日

●E-mail：＿＿＿＿＿＿＿＿＿＿＿＿＿＿＿＿＿＿＿＿＿＿＿＿

●地址：□□□□□ ＿＿＿＿＿＿＿＿＿＿＿＿＿＿＿＿＿＿＿＿

●電話：＿＿＿＿＿＿＿＿ 手機：＿＿＿＿＿＿＿＿ 傳真：＿＿＿＿＿＿＿＿

●職業：　□學生　□生產、製造　□金融、商業　□傳播、廣告

□軍人、公務　□教育、文化　□旅遊、運輸　□醫療、保健

□仲介、服務　□自由、家管　□其他

購書資料

1. 您如何購買本書？□一般書店（　　縣市　　　書店）

□網路書店（　　　　書店）　□量販店　□郵購　□其他

2. 您從何處知道本書？□一般書店　□網路書店（　　　　書店）　□量販店　□報紙

□廣播　□電視　□朋友推薦　□其他

3. 您購買本書的原因？□喜歡作者　□對內容感興趣　□工作需要　□其他

4. 您對本書的評價：（請填代號 1. 非常滿意　2. 滿意　3. 尚可　4. 待改進）

□定價　□內容　□版面編排　□印刷　□整體評價

5. 您的閱讀習慣：□生活風格　□休閒旅遊　□健康醫療　□美容造型　□兩性

□文史哲　□藝術　□百科　□圖鑑　□其他

6. 您是否願意加入幸福文化 Facebook：□是　□否

7. 您最喜歡作者在本書中的哪一個單元：＿＿＿＿＿＿＿＿＿＿＿＿＿＿

8. 您對本書或本公司的建議：＿＿＿＿＿＿＿＿＿＿＿＿＿＿＿＿＿

請沿虛線剪下，黏貼好後，直接投入郵筒寄回

廣　告　回　信
臺灣北區郵政管理局登記證
第　1 4 4 3 7　號

請直接投郵，郵資由本公司負擔

23141

新北市新店區民權路 108-4 號 8 樓

遠足文化事業股份有限公司　收

完全實踐版

週一斷食

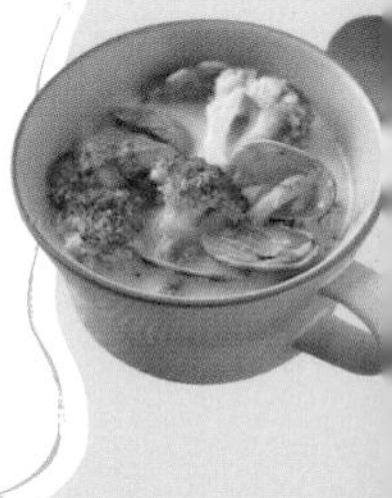

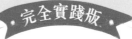

10週減15公斤、體脂降7%！
中斷肥胖飲食循環，打造易瘦體質的最強減重計畫

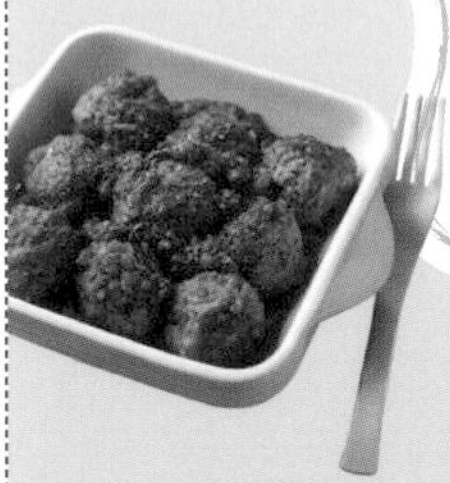

關口賢——著　蔡麗蓉——譯　Ryuji——料理監修

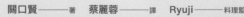

幸福文化　書名 週一斷食完全實踐版　書號 好健康038